COSMIC
GARDEN
Forerunner

The Portal to Cosmic Consciousness

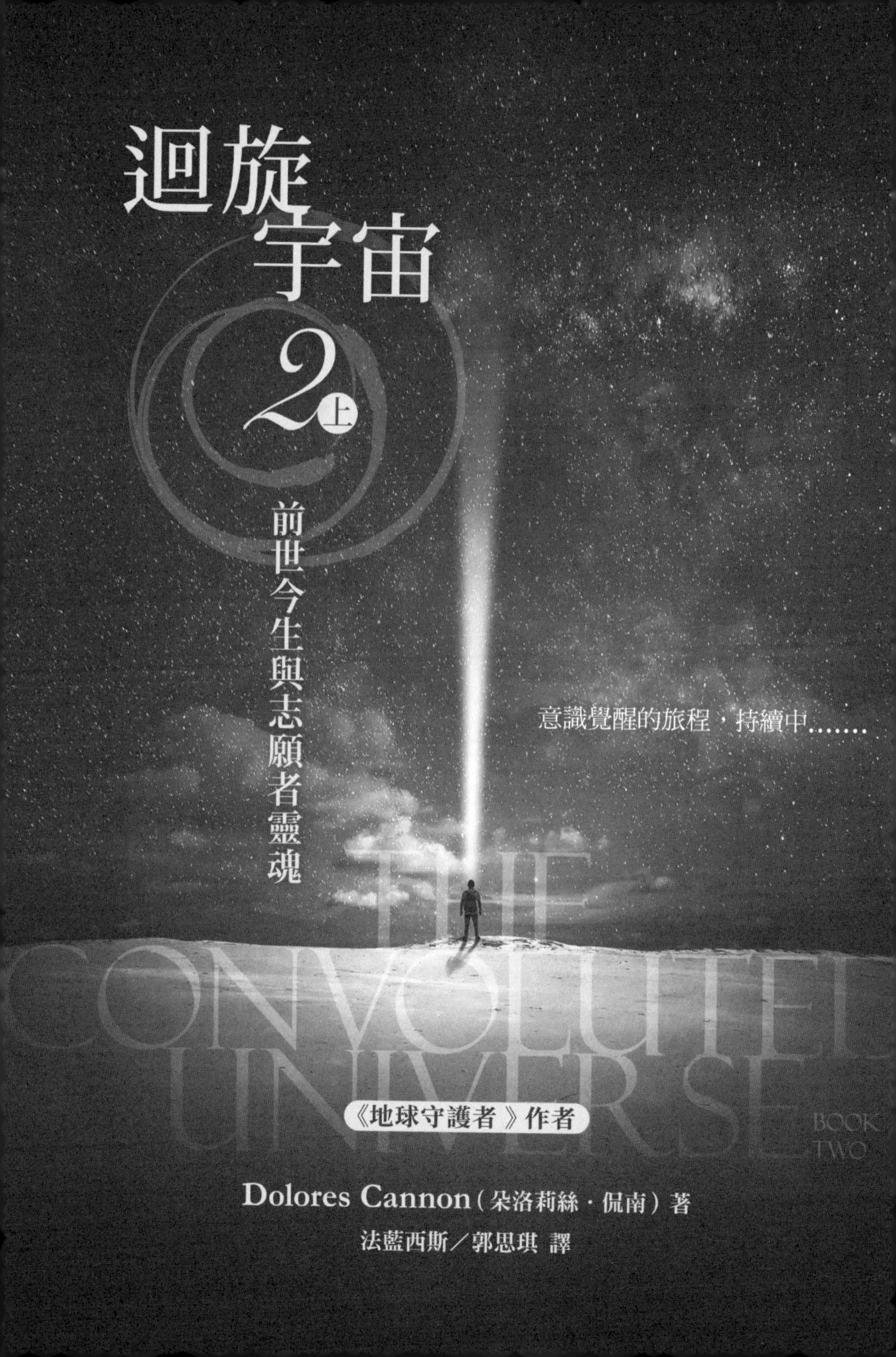

迴旋宇宙 2 上

前世今生與志願者靈魂

意識覺醒的旅程，持續中……

THE CONVOLUTED UNIVERSE BOOK TWO

《地球守護者》作者

Dolores Cannon（朵洛莉絲・侃南）著

法藍西斯／郭思琪 譯

若干年前，宇宙花園開了第一朵花《走出哀傷》。
至今，花園成長的速度雖然緩慢，但每一朵都是花園的驕傲。
宇宙花園譯介具先驅和啓發性的深刻著作，
服務你的心和靈魂，是宇宙花園存在的最重要目的。

園丁是這麼想的：我們都是永生不滅的靈魂，
既然來到地球，就最好要了解，或該說記得這個三度空間的遊戲規則。
所以你會發現，書裡傳遞的訊息大都與宇宙法則有關。
也因此，宇宙花園的每本書都懷著這麼一個希望：
在你迷惘困惑時，帶來啓發；在你受挫疼痛時，帶來溫暖；
在你需要指引時，幫助你聽見內心的聲音。

每個人只要向內尋找，都會找到答案。
但人性是健忘的，所以我們經常需要些提醒。
人性也是脆弱的，所以我們需要彼此扶持。
然而，不論是撫慰受苦的心靈、挑戰心智的思考或擴展內在的意識，
宇宙花園都只是介面，真正重要的人是你。
啓發讀者思考，幫助讀者發現他內在本有的神聖力量與光芒，

這是宇宙花園的自我期許。

不論什麼原因把你帶到了這裡，你會看到這些文字都不是偶然。
你的心裡一定有一塊非塵世的淨土，有個種子正在萌芽，
也許，它早已開出新葉，或正含苞待放。
那麼，你內心一定知道，我們都具有創造的力量。
每個人每一刻的言行思想，不單影響自身的頻率，也微妙地影響了集體意識。
因此，透過多一點的善念，多一點的愛、正面思考和行動，
我們可以幫助周遭的環境，幫助這個世界變得更好，進而提昇人類意識和地球頻率。

地球很小，但宇宙很大；軀體有限，但心靈無限。
要記得，有那麼一個地方，它超越了物質世界和時空的限制，
在那裡，我們都是開心和自由的。
地球行的挑戰之一，就是如何在沉重的氛圍裡，
讓我們的心依舊保持輕盈、喜悅和正面。

希望你在宇宙花園找到一處身心安適的角落，
讓你無限的心與靈魂，綻放燦爛的光芒。

園丁的話

真心的希望讀者們，尤其是跟身心靈圈有關的讀者，能夠深切地，確確實實地把書裡的文字和訊息讀進心裡。

朵洛莉絲的書，除了有趣的宇宙、外星資料和奧秘知識，最重要的，無非是心靈的道理，也就是做人的道理。雖說是作為人類的道理，卻也是宇宙間任何生命的道理，因為所有生命的核心都是相同的，都是源於光，源於愛。

也因此，在催眠狀態下，潛意識對個案所說的話，其實也是對集體意識，對每一個人說的話。每個人都可以從字裡行間看到或找到自己所需要的，不論是啟發或提醒。

有必要再強調一次，現在是許多靈魂回到地球學校接受重考的時候，而各種亂象的充斥和負面力量的越來越得勢，都顯示人類的未來不是如某些人以為得那麼理所當然的光明，尤其當多數人誤認黑暗的作為是光，只因為高舉光的旗幟……這的的確確是考驗辨識力的時代。

雖說一切推到終極都是光，但那是終極；人類現在是在過程中，過程中就是要做出選擇。選擇善，選擇大我。

記得，沈沒前的亞特蘭提斯也曾輝煌過，但終究毀在人類的自私自大、貪婪和控制慾上(不論是對物質、權勢或心靈能力的追求)。

這本中譯本，給所有曾經「跌倒」的靈魂。這一次，請勇敢戰勝私欲，不要再重蹈覆轍了。

為地球，也為你自己。

contents 目次

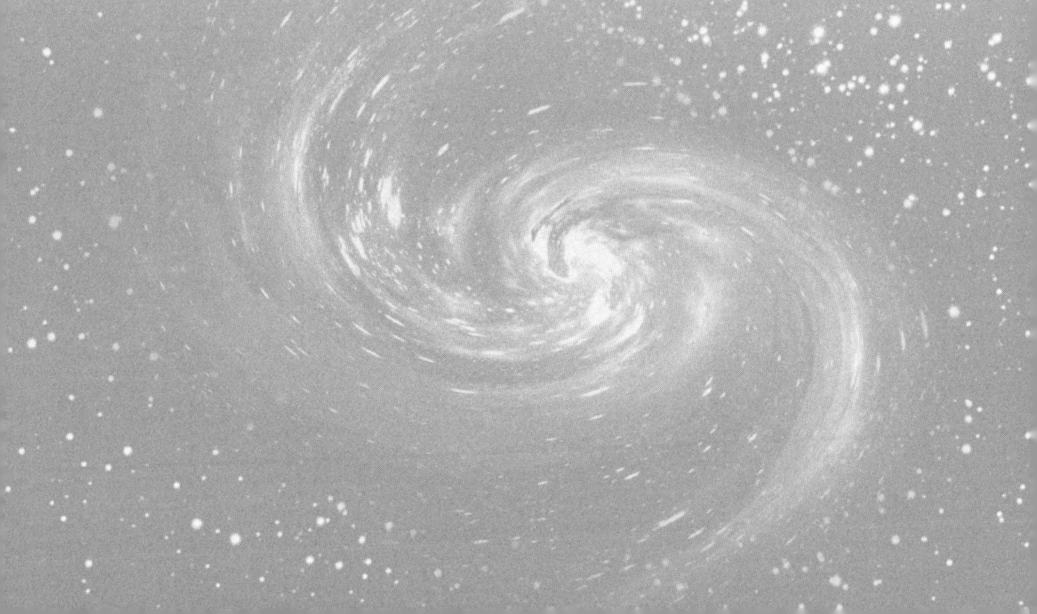

「神秘是我們所能體驗的最美麗事物。它是所有藝術和科學的源頭。」

——愛因斯坦

「人類是我們稱為『宇宙』這個整體的一部分，受到時空限制的部分。人類體驗自己，自己的思想和感受就如與其他部分分離……這是人類意識的錯覺。這個錯覺對我們像是監獄，將我們侷限在個人的渴望和周遭身邊人的情感。我們的任務必然是將自己從這個監獄釋放，透過拓展我們內心的悲憫，擁抱所有生物和美麗的自然界。」

——愛因斯坦

發覺很有必要聲明，對於體驗或學習朵洛莉絲的量子療癒催眠法有興趣者，請聯繫宇宙花園 service@cosmicgarden.com.tw，以避免自行搜尋到違反朵洛莉絲教導，未以個案福祉為重或假冒 QHHT 之名者。

第一篇

前世回溯的好處

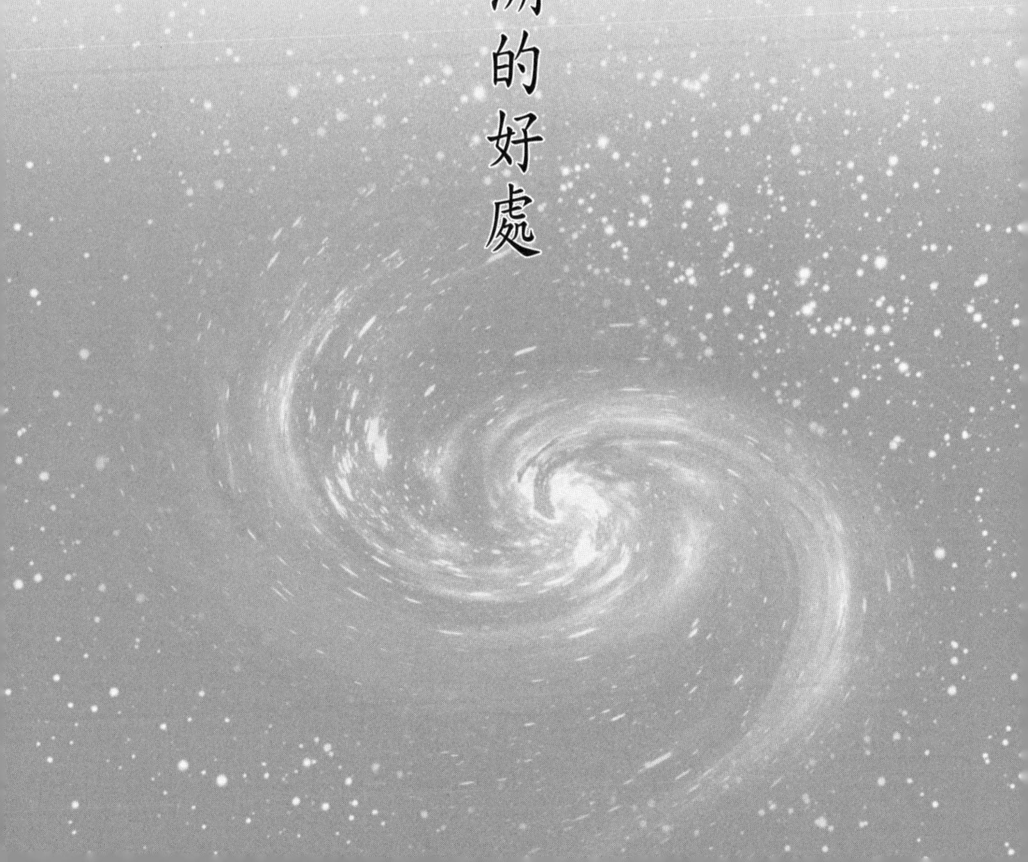

第一章 催眠生涯的開始

我把我在催眠領域的歷險集結成了這本書和另外的十二本。我常覺得自己就像電影《星際爭霸戰》裡的人物，去到從沒人去過的地方探險。我穿越了時間與空間，探索過去的歷史和可能的未來。我到過不知名的星球和次元，跟許多所謂的「外星」物種交談。我見識過失落文明曾有的奇觀，也得到它們如何滅亡的資料。這所有的旅程都不是透過科幻小說裡常見的時光機器發生，這個探險旅程唯一需要的是運用人類的心智。因為所有的已知和未知，都隱藏在潛意識深處，等著被發現。這就是我的工作，也是我熱愛的事。雖然我主要的工作是透過前世回溯進行催眠治療，但我視自己為記述者、調查者，以及失落知識的研究者。我認為我的工作是探索未知的事物，因為我發現了一種催眠方法，也可以說是技巧，而透過這個方法，神秘和未被揭露的領域得以被探索與檢視。

在開始從事催眠工作後不久，我便發現我的工作內容已從平凡無奇的前世生活進入了「失落的知識」的領域。之所以稱「失落的知識」，是因為我發現我所發掘的是已被遺忘、埋藏，或甚至不曾得知的資料。我們現在正進入一個新的世界，一個新的次元，這些資料將會被珍視與運用。這些失落的資料之所以被埋藏或隱藏而不公開是基於明確的理由：許多消失的文明誤用了他們的力量，沒有珍惜他們的成就，這些知識因此被取走。也許現在時機已到，是讓這些天賦、力量與知識重現，並讓我們這個時代去珍惜和應用它們的時候了。

當然，我的催眠工作的主要目標是治療、幫助人們康復或解決他們的問題。但我的工作中最令人興奮和有成就感的部分，就是發現歷史，將失落的資料和理論帶回我們的時代。這部分對我來說就像是美味的肉汁或蛋糕上的可口糖霜，這也像是發現了埋藏的寶藏一樣。潛意識說過，沒有什麼知識是新的，我們只是重新發現其他世曾擁有，但因年代久遠而被遺忘的知識。而我也從工作中發現，這些知識和資料事實上從不曾被遺忘，因為它們一直被儲存在潛意識心智的電腦資料庫裡，只是在等待適當的時候再次出現。而這就是我透過我的催眠工作在做的事。

我持續到世界各地演說書中的主題，我也總是會以一小段個人背景作為開場，以便讓聽眾瞭解我是如何獲得這些資料。我曾被指控書中的個案是捏造出來的，這讓我成了一個很棒的小說家。對我來說，要編出那些個案和催眠內容，而非只是如實報告個案來自深度催眠狀態下的敍述，恐怕才是更高超的表現。我確實發展出一種可以打開「潘朵拉盒子」的回溯技巧，資料會不斷從個案的潛意識湧現，我所必須做的就是去組織這些資料並放到書裡，而這可不是件容易的工作。

我是從一九六〇年代開始催眠，所以我在催眠這個領域已有將近四十年的時間了。在我工作的早期，催眠導引的過程是耗時且沉悶的。它包括了我稱為「注視著發亮物體」的過程：催眠師在引導個案進入催眠狀態時，在個案面前擺動或晃動某個物品（譬如墜子）。這個冗長的導引還包括讓個案放鬆身體各部分的程序。接著，在催眠師繼續進行前，還要先做測試來評估個案出神的深度。有些程序現在仍然繼續使用和教導，並被戲劇性地呈現在電影或電視上。

大多數的催眠師現在已經進展到使用快速得多的催眠法。我個人則透過刪除過去導引程序中耗時且不必要的部分，發展出一套自己的技巧，一種較快的引導方式。現今的催眠技巧也涉及了聲調、影像和觀想的運用。

我最初接觸輪迴和前世回溯是在一九六八年。那時我先生強尼已在美國海軍任職超過二十年並剛從越南回國。在他被派駐德州後，我們努力重回正常生活；我們因戰爭分離了四年。我們和一位有焦慮性飲食困擾的年輕女子合作（我先生是主要的催眠師）。這位個案有過重和腎臟方面的問題，她的醫生建議催眠也許會有幫助。

當時我們的經驗只在專注於改變習性的傳統催眠，我們的個案大都是想戒菸、減重等等，我們從沒想過除此之外，催眠還能達到什麼效果。在催眠這位女士時，我們引導她回溯生命裡的重大事件，她這時突然跳到另一世，成了一九二〇年代芝加哥的一位年輕女子。若說我們當時非常驚訝，就太過輕描淡寫了。我們看著個案突然轉變成另一個人格，發出不同聲調，表現出迥異的舉止風格。在我們眼前，她著實變成了另一個人。這是我們第一次接觸到「輪迴」現象。我把這個故事寫在《五世記憶》（*Five Lives Remembered*），那是我的第一本書，在我進行這本《迴旋宇宙2》的時候，還不曾出版。我不知道是否會發行（譯注：已於二〇〇九年在美出版），因為以我催眠生涯所經歷的事件來看，那本書的內容在今天似乎過於平凡無奇。不過有些人認為我最初的催眠案例會有有趣的地方。

隨著我們與這位女士的合作，好奇心驅使我們想知道更多有關輪迴的事。我們想知道催眠會發現什麼，會把我們帶到哪裡。我們引導她回溯了五個不同且鮮明的轉世，以及她被上帝創造的時候。

所有的催眠療程都是錄在一台攜帶型的舊式轉盤錄音帶上。雖然稱為攜帶型，但它仍然是一台很笨重的轉盤式錄音機，用的是大型的八吋錄音帶。在當時並沒有什麼說明或指導的書籍可以指引催眠師遇到這類事情該如何處理。那時候這類書只有一本莫瑞・伯斯坦（Morey Bernstein）的《尋找布萊迪・墨菲》（*Search for Bridey Murphy*）。那本書在當時被認為是經典，但它在現在讀來非常一般，甚至不可能會被出版。總之，那本書的出現正是時候。

話說當我們和這位女士一起回到過去時，我們沒有任何書籍可供參考或指導，我們就這麼看著這位女士隨著不同時期變成別的人格。然而我們邊做也邊發展出自己的一套準則，並且獲得了很棒的結果。此外，在實驗過程中，由於沒有人告訴我們不能這麼做，因此我們進一步引導她去看大家的未來。

她看到我們住在鄉下，而且也有了孫子。我們沒有告訴任何人這位女士的身分，但有幾位海軍朋友聽說催眠的事後，來到家裡要聽最新的發展。催眠這位女士的經驗永遠改變了我們的生活和信念體系。

一九六八年是我生命裡非常重要的一年，因為一切就此改變，我的生活再也無法回歸正常。

那年的某個晚上，我的先生強尼在回海軍基地的路上發生了可怕的車禍。他幾乎在那場車禍喪命。他被一位酒醉的駕駛迎面撞上，我們的福斯廂型車被撞爛，強尼卡在被撞爛的車子裡。醫生說他會活下來是個奇蹟，因為他傷得很重，應該活不過那晚。

強尼之所以能活下來，是因為一位剛從越戰回來的醫護兵正好坐在他後面的車上。那位醫護兵慣於處理戰場上的緊急創傷，因此當時能在公路現場為強尼急救，使得他沒有因流血過多而死。當急救小組從基地到達現場時，這個醫護兵已經替強尼止了血，但強尼人仍卡在撞毀的車裡，靠消防隊的一番努力才救了出來。接著強尼被直昇機載往柯珀斯克利斯地港市（Corpus Christi）的海軍醫院。

當我到達加護病房時，五位不同的醫生陸續進來，每一位都告訴我強尼可能無法撐過當晚的原因。他們對我沒有感到沮喪覺得困惑。我告訴他們，他們是錯的，強尼不會死。但我當然不能告訴他們我為什麼知道——如果催眠中那位女士看到強尼的未來跟孫子在一起，那強尼現在怎麼會死呢？我知道催眠的那個畫面是真的。

我相信我們所做的事，以及我們在催眠時的發現。如果我要相信，我就必須相信全部。這樣的信念幫助了我在那個可怕的時刻保持清醒。

我在當時沒有意識到基地裡許多人的信仰也因為此事而被挑戰。有人說這個意外是上帝的懲罰，因為我們探討的輪迴轉世，被他們認為是在與魔鬼合作；我們在角落凝視黑暗，打開了那些最好一直關上的門。我無法相信這樣的說法，因為在我們與那位女士合作的過程中，我們知道的上帝是充滿愛與仁慈，而非心存報復。當我的世界天翻地覆時，我無法理解這件事背後的原因，但我很肯定，我們的好奇心和對未知知識的探索並不會招致上帝的懲罰。

強尼從戰場中生還下來，卻因一個酒醉駕駛的疏失而喪命，這不是太諷刺了嗎？事情當然沒有這麼發生。醫生稱強尼為「奇蹟之人」，因為他違反了所有機率和邏輯活了下來。然而，這只是接下來多年挑戰的開始。

經過數月的加護病房和一年的住院（其中有八個月身體都戴著支架），強尼因肢體殘障從海軍退役。我們就是在那時決定搬到阿肯色州的山丘，我們認為在那裡可以靠退休金支撐生活並撫養四個孩子。這在當時是不得不的做法，但後來我很高興有這個僻靜的山丘處所可以隱居。局部截肢的強尼在往後的二十五年都需要坐在輪椅。他使用丁型枴杖可以步行到戶外，也可以開手動控制的車。而我在那段時間則是全心專注在先生和小孩身上。

在我適應新生活的期間，我對前世今生的探究必須先擱置一旁。我是直到孩子們因為結婚或上大學而離家之後，才又重燃對催眠的興趣。接著的「空巢期症候群」，讓我開始思考往後的人生要如何度過。我決定做些不尋常的事情，不是一般「正常」婦女會做的事。我決定重拾催眠，縱使我連在阿肯色州的山丘要怎麼找個案都不知道，但我知道這是我想做的事。

我不喜歡一九六〇年代流行的那種冗長的老派催眠導引方法，我知道一定有更簡單和快速的技巧，於是我研究較新的方法，並發現利用意象和觀想可以引導個案進入出神狀態。我不再想專注在只是協助個案戒菸或減肥等戒除壞習慣的一般催眠。我的興趣被輪迴的主題點燃，這是我想專注的方向。然而在七〇年代晚期和八〇年代初，市面上可供催眠師參考的前世回溯療癒的書籍仍是寥寥無幾。我因此必須發展出自己的技巧。

我很快就發現傳統催眠所教導的方法大多是不必要的，於是我開始拿掉一些步驟，以較快速的方式取代。只要個案不受到傷害，我認為催眠師可以嘗試實驗，找出哪些方法有用，哪些沒用。畢竟總要有人找出能最有效引導個案到達出神狀態的方法。我知道我是在開疆闢土，進入新的領域。如今，經過了將近三十年的磨練與完善技巧，我發展出自己的方法。我喜歡讓個案進入類似夢遊的出神狀態（這是最深度的催眠狀態），因為我相信所有的答案都可以在這裡得到。

許多催眠師並不在這個層面工作，因為他們說：「奇怪的事在這裡發生。」所有讀過我的書的人都知道，奇怪的事確實是在那裡發生。大多數催眠師所受的訓練是讓個案保持在比較輕度的出神狀態。在那個層面，意識心非常活躍，經常會干擾和插話。有些資料是可以在那個層面獲得，但在類似夢遊的出神狀態下，催眠師可以獲得潛意識完全的合作，因為在那個層面，意識心的干擾是被移除的。

個案通常不記得任何發生的事，他們以為自己只是睡著了。通常的機率是二十或三十個人裡，只有一個會自動和自發性地進入深度的夢遊狀態，但我發展出的方法剛好相反：二十或三十個人裡，只有一個不會進入深度催眠狀態。因此這是非常有效的方式，可以移除意識的干擾並讓潛意識去找出答案。這就是我現在在教導的催眠療法，而我的學生也跟我回報他們有同樣驚人的結果。

我在七〇年代末期正式從事催眠治療工作，沒多久我就發現了一個模式。這是在我發現接觸潛意識方法之前的事。發現後，模式變得更加清楚。我發現大部分人的問題，不論是身體、心理、過敏、恐懼或人際上的困擾等等，都能追溯到某個發生在前世，而非今生的事件。

我有許多個案都曾花上多年時間來回於醫生和心理醫師之間，卻仍無法找出困擾他們許久的問題原因。這是因為醫生只注意明顯可見的生理症狀以及這一世所發生的事情。有些時候，問題可以追溯到童年，而我所接觸的大多數個案，答案都是埋藏在過去世。

我相信前世存在於另一個振動，或說頻率。當我們回溯到那些前世，我們因為改變了頻率，於是能看見和經歷它們，就像變換電台和電視頻道一樣。有時這些不同的頻率過於接近或重疊，因此導致靜電干擾或說疾病的產生。

透過我的技巧接觸（我稱為的）潛意識，催眠會有最好的效果。在催眠療程中，當個案找到與目前困擾有關的前世後，在某個重要時刻，我會要求與個案的潛意識對話。潛意識總是會回答並提供我們想要的資訊。

在傳統催眠中，催眠師被教導以個案的手勢作為潛意識回答的方式。他們會要求個案舉起某個手指表示「是」，另一個手指代表「不是」。對我來說，這樣的方式太慢而且功能有限。當你可以直接與潛意識對談，而且它會以口語回應你的時候，為什麼還要用手指頭這種方式呢？透過我的方法，你能夠與潛意識進行雙向對話，而且可以得到任何你想問的問題答案。

我對潛意識的定義是：照顧身體的那個心智部分。它管控身體的所有系統。你不必告訴你的心它需要跳動，也不用告訴自己需要呼吸。我認為這個工作是由潛意識掌管，因為潛意識時時刻刻都在監控，而且它知道個案身體裡正在進行的每一件事，因此我們能夠使用這個方式得到健康方面的答案。我發現，各種身體上的症狀、疾病或不適，都是來自潛意識的訊息。潛意識急於想獲得我們的注意，它想告訴我們某些事，而且會持續直到我們終於瞭解為止。

如果我們沒有注意潛意識的訊息，疾病或問題便會繼續惡化，直到我們再也沒有別的選擇，或是情況已不能好轉。這是真的，因為很多不同個案的相同症狀，都是起於同樣的問題。我只希望潛意識能用較不會引起痛苦的方式來傳遞它的訊息。我常說：「遞個紙條給他們不是容易多了嗎？」潛意識認為它傳達訊息的方式很直接，甚至魯莽，人們應該瞭解才是，但往往不是這麼回事。我們太過專注在日常生活了，以致不會去想為何總是背痛或頭痛等等原因。

當我們透過催眠療程找出身體不適的原因時（原因通常都很不尋常，因此我不認為有人可以在有意識下做出這樣的連結），由於潛意識的訊息已被傳達，身體的不適就會停止。訊息已被傳遞和瞭解，這些不適沒有理由再繼續。**如果**當事者在生活中能夠做出必要的改變，他就能恢復健康。責任最後總是會回到當事者的身上。潛意識只能做這麼多，因為最終還是要尊重個案的自由意志。

我瞭解這些說法聽起來極端且不符合傳統的治療方式，但我只能報告我從幫助過的數千人身上所觀察到的結果。我也相信潛意識是所有經歷的保存者，就如同一台巨大的電腦，它記錄了曾在這個人生命裡發生的每一件事。這就是為什麼我們可以透過催眠取得資料的原因。假如那個人被要求回到十二歲的生日派對，他會記起當天所有發生的事情，包括蛋糕、參加的人、禮物等等。潛意識記錄每一個微小細節。有許多我會認為是多餘的，我納悶潛意識要這些瑣碎細節做什麼。譬如說，我們每分每秒所接收到的成千上萬的訊息：看到的、聽到的、聞到的、感知到的，還有許許多多。

如果我們是有意識地覺察到所有的資訊，我們會因負荷過量而無法運作。我們必須只聚焦在那些對生活來說必要的資訊上頭。然而，潛意識總是覺察並持續記錄和儲存這些資料。為什麼？我們會在書裡進一步探討。這也可以解釋突如其來的心靈啟示和直覺的由來。那是我們在另一個層面（潛意識）所接收到的資料，雖然我們不一定需要，但由於資料就存在那裡，偶爾會滲漏到我們的意識層面。當這個情形發生，它被視為奇蹟般的現象。其實這些儲存的龐大資料一直都在那兒，只要有適當的訓練，便能觸及這些資料。

潛意識不但記錄這生所發生的一切大小事，它也記錄當事人所有的前世與在靈魂狀態／層面時的一切。這些資料有很多是現世生活用不到的，但這些資料可以因好奇而接通，而且對探究的人來說會是有趣的。只是，這些資料對於這一世的問題解答有什麼幫助？

這就是許多催眠師會犯的錯誤之一。他們認為帶引當事人去看前世是沒有價值的，除非只是因為好奇、對前世有所幻想，或是好玩（雖然許多前世可是一點都不好玩。）這就是為什麼我會發展自己的技巧；我會帶當事人回到跟這生問題最有關聯的一世。我從不誘導。在催眠時，我是讓潛意識帶個案回到它認為最值得去看的那一世，不論那些世的生活是無趣還是平凡（百分之九十都是如此），是住在現代還是古代，或是與外星人有關，或是生活在另一個星球或次元，我總會感到訝異。潛意識會做出連結，而那個連結是我和當事人絕不可能想到的。但當我們從那個觀點來看時，卻又相當合理。

每當我接觸個案的潛意識，它總是令我驚嘆，因為很顯然的，我並不是在跟個案的人格，而是跟一個不同的存在體或個案的某部分說話。我也總是可以知道何時已經接觸到潛意識，以及是否是潛意識在回答問題。

潛意識總是會用第三人稱（他或她）來指稱個案。潛意識不帶感情，而且似乎是與問題抽離，就像是一個客觀的觀察者。它會因為個案一直沒有聆聽而責罵。有時潛意識的第一句話會是：「好，終於有我說話的機會了。多年來我一直試著跟（珍或鮑伯）說話，但他們就是不聽。」潛意識非常客觀，因此有時候聽起來顯得無情。它會毫不留情地把它所見的情形據實以告。在它為了清楚表達觀點而不留情面地對待個案之後，潛意識也總是會告訴個案，他們是被珍愛的，以及它對個案的進步感到多驕傲。潛意識也認得我，它常會感謝我讓個案進入出神狀態，使得這個過程發生。

潛意識經常用複數（我們），就好像它不是單一的存在體，而是好幾個。這點我們會在後面探討。如果這樣的接觸只是透過一個個案發生，懷疑論者是不會瞭解或相信的，而且他們也有很正當的理由不去相信。然而，如果這是發生在每個我催眠的個案身上，而且不論他們是來自世界的哪個角落，那麼人們又要如何爭辯這是幻想、欺騙、愚弄或刻意的操弄呢？

我使用這個催眠技巧把個案帶入適當前世的成功率有將近九成，在這之中又有大約九成的人成功接觸到他們的潛意識。潛意識說話的方式都是相同的，而且以同樣方式回答問題。如果這只是隨機發生，那就不會都是這個情況了。

我遇到最難催眠的個案通常是高階的商業人士，那些慣於評斷和分析的人。他們在催眠過程中想要掌控，而不是放鬆和跟隨我的指令。也有的人會說他們已經準備好要去找出答案了，然而私下卻害怕即將出現的事，因此他們的意識會破壞催眠。但就如我之前說的，這個情形在我的個案裡只佔百分之十或更少。其餘的百分之九十總是可以看到前世。因此我相信這個結果很能夠支持輪迴的存在。

我曾經納悶，如果個案心智或心靈的這個部分跟其他人是一樣的，那我所接觸到的究竟是什麼？如果它只是屬於我催眠的那個人，而且只能取得他的個人資料（這是合理的想法），那為什麼它可以接通那更大範疇的資訊呢？它又是怎麼接通的？潛意識本身在書裡提供了這個問題的答案，因為隨著我的工作的擴展，我覺察到更多事，而我也準備好（或者說我是這麼認為）接受更複雜的解釋了。

我現在瞭解自己一直在限定它，而且也簡化了它。事實上這就像是在跟一台連接上巨大資料庫的電腦溝通一樣。這個資料庫超越了時間、空間和個體意識的所有限制，這正是我的工作令人驚嘆的部分。我似乎總是在跟相同的部分（或存有，或不論什麼的）說話，而現在我發現「那個部分」是無所不知的。它不但有個案要尋找的答案，它也有我想要問的任何問題的解答。那是一個可以觸及所有資訊的全知部分。

有些人可能會選擇將這個部分稱為「全我」、「高我」、「超靈」、容格的「集體潛意識」，或是「上帝」。這些用語雖然不同，但可能都跟同樣的事物有關。而我只知道，在我的工作中，它對「潛意識」這個名稱有回應。因此我稱它「潛意識」。

科學界和宗教界也有許多其他名詞是用來解釋我所成功接通的部分。不論我接通的部分是什麼，和它工作是件愉快的事，主要是因為我對這些資料充滿了好奇與渴望。我非常喜歡在圖書館研究，而這個工作就像是到了史上最大的圖書館。在我探索更多繁複的形上學概念時，請跟我一起踏上這個旅程。我知道我沒有所有的答案，但我已成功地更深入表層。也許你的心智會因我的發現而受到激勵或啟發。繼續尋找和發問吧！唯有如此才能找到答案。

記住這句諺語，「心智如同降落傘，打開才有作用。」

第二章　一般的前世療法

人們並沒有意識到他們的心智具有療癒的力量，而我的催眠法能夠接通他們心智的那個部分，找到問題的起因。潛意識在使用身體症狀傳遞訊息時，可說是非常直接了當。如果更多人知道這點，他們就會更仔細聆聽身體在試圖告訴他們的訊息。

在我做過的數千次催眠當中，我通常能夠辨認出某個症狀所顯示的模式或結果是否源自這一世。譬如說，如果有人說他有長期性的背痛或肩膀痛，我會問他是不是在生活裡背負著重大責任，而當事人也總是會回答確實這麼覺得；他們由於家庭生活或工作環境等等，覺得自己承受了許多壓力。這類情況會以背部或肩膀部位的不適來表現。

手腕和手部的疼痛顯示個案在生活中緊抓著該放手的事物不放。臀部大腿或腳部的疼痛表示他們正處於改變人生方向的階段。這通常涉及必須做出重要決定，而這些決定將會徹底改變他們的生活。顯化在身體這個部位的不適是因為潛意識在告訴當事人，他們害怕跨出去，害怕踏出下一步，因此身體的疼痛顯示的是他們的退縮。胃部問題有時是因為當事人無法「忍受」（stomach，胃部的同義字）生活中正發生的事。癌症，尤其是腸道部位，意味當事人非常壓抑，壓抑到壓力產生後無法釋放，因而開始侵蝕器官。癲癇則是當事人沒有能力去處理身體的高能量。

我曾有過一些個案在吃特定食物或藥物時會噎到。潛意識說這是因為他們無須使用這些藥物，這些藥物會對他們的身體造成更多麻煩。身體的反射作用以噎住和不適作為拒絕的形式，為的是不讓當事人消化有害的食物或藥物。潛意識有時是很戲劇性和操控的。

雖然有些問題的答案可以在這世的生活裡找到，我大多數催眠的重點都是在其他世。我會在書裡舉一些「正常」的前世回溯案例，呈現催眠是如何解決個案所經驗到的現世問題。接著我會專注在不尋常或不同類型的回溯，以及這些個案如何透過探索前世得到協助。

請記得，這些案例所提出的解釋並不能作為適用於所有個案的疾病或不適的唯一原因。沒有任何解釋是可以適用於所有的案例。譬如說，過重永遠是因這個理由導致，或偏頭痛一定是因為那樣所造成。解釋會因人而異，潛意識是非常機靈和巧妙的。催眠師必須要有彈性，並且運用直覺提出適當的問題。適用於某人的答案和解釋不一定可以套用在別人身上。

前世事件影響這世身體的一個例子：許多關節炎個案的原因源自中古世紀被架在拷問台折磨，或是在牢獄中被類似的刑具拷打。人類向來就有殘暴對待彼此的歷史，而有時身體仍會帶著這些記憶。

★ ★ ★

有個關於子宮肌瘤的有趣解釋。這個個案曾經多次墮胎，她的理由是因為她已經有好幾個孩子，一邊工作一邊照顧他們對她來說非常辛苦。在這樣的情形下，她認為有更多孩子會加重負擔。她說墮胎並沒有對她造成困擾，而且她也已經接受了，然而她的潛意識和身體卻不這麼認為。她開始有子宮肌瘤的問題。在催眠中，她的潛意識說她的罪惡感其實比她以為得嚴重，她的子宮肌瘤代表未出生的胎兒。當個案明瞭並接受了這個情況，肌瘤開始萎縮，而且不用開刀就消失了。

皰疹、子宮切除、囊腫等卵巢或攝護腺等等問題可被追溯至其他世在性方面的不當行為或虐待異性。這些問題也可以是不跟異性接觸的方法，或加諸於自我的懲罰。有位女士有子宮內膜異位，這個問題已經影響到她的背部。她結婚十九年，但一直沒有小孩。她的醫生想切除她的卵巢和輸卵管來解決問題。她的前世回溯揭露了女性器官方面的問題有時是來自好幾個前世都是必須獨身的神職人員（神父和修女／尼姑），這樣的生活模式抑制了她對性的感受與活動。在其他世所立的誓言具有相當大的力量，尤其是貧窮的誓言通常會被帶到這一世並造成金錢問題。這些在前世被認為是必要的誓言，現在可以因為不適合而宣布中止了。

有時候個案因為在許多世都是同樣性別，後來發現自己在另一個性別的身體裡，因此發展出疾病來排斥這個身體，尤其是跟賀爾蒙有關的身體部位。我發現這也是同性戀的原因之一；個案好幾世都是同樣的性別，因此身為另一個性別的時候，便會難以適應。

★　★　★

我有許多個案的偏頭痛原因往往被追溯到前世的頭部創傷。他們過去被人類、武器或動物攻擊頭部的記憶被帶到現世，這通常是為了提醒當事人不要重犯在另一世造成他們喪命的錯誤。有位女性個案重新經歷了美國內戰時期頭部中槍的年輕人的一生。另一個案例是住在英國的婦女，她長期以來有嚴重的頭痛，她的痛是從鼻樑往上延伸到前額和整個頭頂，所有藥物對她都沒有效果。透過催眠，我們發現了頭痛的原因：她前世在戰火連天的歐洲被利劍不偏不倚地刺中現在頭痛的部位。當個案瞭解了起因，頭痛就消失了。

另一個偏頭痛案例的原因則完全不同。這位女性個案在旅行社工作，經常去世界各地旅遊。她的頭痛是從她離開旅遊的印尼，返家時開始出現。她的印尼假期非常棒，而且很放鬆，她在那裡有回到家的感覺，因此完全無法把頭痛跟那次旅行做任何聯想。她在旅遊時也沒有發生任何傷心或不愉快的事。在催眠回溯中，她回到她在印尼的前世；她過著田園般的生活，有幸福的家庭和一位深愛她的男子。

她的潛意識解釋，當她回到印尼，那世美好生活的記憶被觸發，她對於必須再次離開感到難過，因此開始頭痛。她渴望回到那個曾經非常快樂的地方。我的工作是說服另外那個人格，即使她回到印尼並在那裡生活，日子也不會跟那世一模一樣，因為她所愛的人已經不在，而且環境也不同了。她並無法重拾那一世的生活，因此她必須在現在這一世找到快樂，或許也會是和同樣的人，因為我們傾向與所愛的人一起轉世。當她瞭解源由後，她的頭痛立刻消失，再也沒有復發。

★ ★ ★

過重有很多原因，有些很容易預料，例如前世死於飢餓或是造成別人挨餓。有時過重是一種保護；個案這世在自己身上加了「保護墊」來防禦某樣事物（不論是真實還是認知上的），也或者他們是為了避免被傷害，因此讓自己變得不吸引人。我的工作是找出他們所防衛的東西。個案通常並不知道起因，然而在催眠中得到的解釋卻都很有道理。找到原因後，個案就能解決過重的問題了。

我也遇過一些出乎預料的過重原因。有位女性個案回到前世，那一世她是蘇格蘭某家族的領導人。這個工作很辛苦，催眠狀態下的她感受到重大的責任。領導人去世後，靈魂依然如此感覺，於是在死後說了一句關鍵性的話：「我永遠都無法卸下這個重擔。」潛意識認真看待這句話並帶到了這一世。

有個不尋常的案例收錄在《星辰傳承》（*Legacy From the Stars*）。一位女子在催眠中看到自己是外星人，因為意外，飛行器墜毀在地球，他被當地的人發現並照顧。這個外星人有許多引人注意的特異能力，其中之一是因地球引力的不同，使得他會無預期飄浮，因此這世她下意識以過重來避免飄浮和引起過多的注意，雖然這個原因並不合常理。

另一個有關過重的不尋常解釋是來自個案瑞克。瑞克也是想解決過重的問題，許多方法對他都沒效果，尤其是那種只能吃某些東西的飲食法。催眠時，他立刻進入了某個古文明時代。他所形容的建築物和構造，聽起來都不像我曾接觸過的事物或讀過的歷史。有些描述讓我想起阿茲特克文化，尤其是已被考古學家發現的部分。

瑞克看到一個方形庭院，四周圍繞著類似露天看台的奇怪建築物。每個社區會各派一位運動員來這裡參加比賽。瑞克是被訓練來參加這個比賽的選手。比賽很重要，因為結果可以決定這個聯合社區下一期的統治者。統治者是每季更替，而且是以獲勝的那方來決定。

瑞克穿著奇怪的制服，臉上畫有條紋。這個比賽聽起來很像籃球。他們在庭院裡帶球奔跑，而且必須把這個球投進一個石環裡，這個石環是架在庭院邊。這是為什麼我會想到阿茲特克，因為考古學家曾說過他們在墨西哥發現了一個球場，阿茲特克人在這裡玩類似的遊戲，但是考古學家說阿茲特克人是把人頭，而不是球，投進石環裡。如果瑞克所說的地方和考古學家發現的是同一個地點，那麼，是這個比賽變質敗壞到使用人頭來代替球，還是考古學家説的不正確？

瑞克是很優秀的運動員，他連續贏了多次比賽。這表示好幾屆的領導者都是由他所屬的團體選出來的。他並不想那麼辛苦工作，他經常希望那些領導者可以自己來比賽。他不被允許結婚，也被嚴格限制只能吃某些食物，為的是保持精瘦和維持最佳體能。他經常羨慕其他人，因為他們可以有社交生活，而且可以吃任何他們想吃的食物。他被規定吃的東西包括龜肉、某種白色的根莖物、很多的水，還有從某些果肉榨取出來的苦味白色液體。他每天早晚都必須喝這種液體。這個東西常會讓他想睡覺，但因為可以維持強壯的體格，所以是必要的飲料。他討厭那個味道，而且從來沒能習慣。

他最後厭倦了比賽，想要找離開的辦法。大家雖然都很喜歡他，但一段時間過後，比賽總是他贏也讓他們開始感到無趣。而其他社區的人並不喜歡他總是贏，因為這讓他們沒有管理的機會。瑞克決定要輸，但不能輸得太明顯。當他開始輸掉比賽，他那邊的社群決定換掉他，於是他終於被允許過正常的生活，包括吃任何想吃的食物。他決定住到對手的社區，因為那邊的人很高興終於有機會管理了。他發現那邊的選手並沒有嚴格的飲食規定，而是吃一般的食物。他在那裡過得很快樂，但並沒有活很久。當他快死的時候，他感覺體內像是在燃燒，巫醫說是因為他長年被迫飲用的白色液體，那個東西損害了他的身體。

當我和潛意識對話時，他的體重問題顯然和那一世有關。潛意識說那個液體有麻醉作用，會使他心跳加快，身體的消化或新陳代謝也會加速，因而產生結實的肌肉與更快的活動速度。但這最終使他的腸道潰瘍，導致他的死亡。

當我向潛意識請求協助他的體重問題時，潛意識說沒有那麼簡單，因為牽涉到許多相互糾結的因素。由於當時的權威者強迫他做的事並沒有考量到他的利益，因此他學到去質疑而不是去信任權威（政府、教會、醫生等等）。而且進食也已跟樂趣及社交生活有所連結。要把這些因素分開並不容易，而且他其實是健康的，潛意識認為沒必要減重。這清楚說明了為何瑞克只靠吃某種食物的節食法對控制體重的效果並不好，因為這勾起他另一世的記憶。他現在很喜歡烹調並且吃各類食物。瑞克過重的原因很不尋常，因此要幫他減重並不容易。

當瑞克醒來時，他並不記得任何事，但他想喝水，因為嘴裡有種很不舒服的苦味。他說這讓他想起小時候有一次和朋友在森林裡探險，他們發現一種多汁植物並拿起來咀嚼（森林裡很多植物都是有毒的，奇怪的是他竟然沒事。）那味道是苦的。

我告訴他有關他在前世長期飲用白色液體的事。他把前世那個味道也帶回來了。在喝了一些瓶裝水之後，他覺得好多了。

★ ★ ★

我在許多氣喘案例中發現，個案在前世通常是死於窒息或是跟肺或呼吸有關的原因，譬如他們生活的環境（灰塵、沙子等等）。有個重要案例發生在催眠工作的早期。一位有多年氣喘病史的醫生來找我，他平常有使用吸入器，但他知道是習慣使然，希望能戒掉這個習慣。他對超自然和形上學（玄學）有足夠的瞭解，因此認為問題根源可能是在前世。

催眠時他回到住在非洲叢林的一世。那時法國在開採地下石棉，他們會捉當地的原住民，帶到礦坑當奴隸採礦。當時他也被捉去地底下的礦坑。長期暴露在石棉纖維造成這些人的身體出現呼吸問題，肺部的出血從嘴流出，最後導致死亡。法國採礦者就只是把屍體丟棄在叢林，再去捉別的當地住民替補。當這個個案開始出現相同症狀時，他知道他將會死於肺部的傷害。在他的文化裡，因為情勢難以忍受而自殺是被允許的，於是他把木樁刺入自己的右肩部位。

當我和潛意識溝通時，潛意識說那世的記憶被帶到今生，而每在有壓力的時候，呼吸的問題就會以氣喘形式呈現。現在他瞭解了問題的根源，症狀就會停止了。當醫生從催眠狀態醒來，他說：「難怪我常納悶為什麼胸腔有時會覺得痛。」他指的部位正是他刺入木樁的地方。這位醫生後來成為我的好友，大約過了四、五年後，有一次我問到他的氣喘，他笑著說：「喔，對喔，我曾經有過氣喘。」

★ ★ ★

許多害怕和恐懼症可以追溯到前世死亡的方式。當我們從這個角度來看，懼高、怕黑、幽閉恐懼症、廣場恐懼症（agoraphobia）就變得容易理解了。在數百位類似的催眠案例中，有個例子是一位有幽閉恐懼症的女性個案，她也很害怕手或腳被束縛，夜裡睡覺每隔一小時就會醒來。她在阿肯色州史密斯堡（Fort Smith）參觀歷史景點時（那裡有個歷史博物館和法庭），突然有種似曾相識的感覺。一八七五年至一八九七年間，以「絞刑法官」惡名昭彰的派克法官就是在這個法庭審判。後人保留了監獄並重建絞刑台。個案直覺知道自己曾經在那裡，而且是非常恐怖的經歷。這次的參觀對她來說是毛骨悚然的經驗。

催眠時她回到了前世，她是南軍的士兵，和其他幾位夥伴一起被捕。他們被送到一間很暗的房間，只有很小的窗戶，大家一起擠在狹小的空間裡。她害怕手腳被綁的恐懼是來自她當時被鍊條銬在牆上的經驗。夜裡難以成眠則是因為在那樣的情況下，當時的他根本無法好好睡，而且心裡也害怕接下來會發生的事。幾天之後，他們全都被吊死。

這個案例顯示似曾相識的感覺可能是下意識憶起了前世經歷。同樣地，對某個年代、文化或國家的嚮往也是。這些吸引並非總是負面，而這些無法磨滅的強烈情緒也總是持續被帶入許多轉世。

★　★　★

另一位個案是擁有心理學碩士的專業護士。她去見治療師有好一段時間了。她想找出她的問題原因，但一直沒什麼結果。治療只得出一個結論：在她小時候發生了某件事，但她已不復記憶。這並沒有回答她的疑問。

她跟她的大兒子之間有些問題，她懷他的時候尚未結婚，當時她很想墮胎，後來孩子的父親終於要娶她，並且說服她把孩子生下來。但自從生了這個小孩後，她總是有被他威脅的感覺。她原想可能是孩子意識到她曾經想拿掉他。如今孩子雖然長大了，但兩人之間仍然明顯有問題存在。

進入催眠狀態後，她立刻看到自己是個男人，而且極度憤怒。他正掐著某人的脖子，那個人已經快要窒息。當她看清楚對方時，她說那是她現在的兒子。前世的他發現這名男子跟他太太在一起，他想殺了他。個案突然知道，那個妻子就是她這一世的母親，而她和她母親一直處得不好。畫面裡，他殺了這世是她兒子的男子，他後來被關進牢裡，牢裡沒有窗，而且爬滿了老鼠和蟑螂，空間非常骯髒和陰暗。最後他死在牢裡。當時的那個男子在這世回來做她的兒子，這樣他們才能解決這個負面業力，然而他帶著很多的怨恨回來，難怪她總是感覺受到威脅。

個案也一直不明白為什麼她那麼討厭酗酒的人。酒精的味道、他們說話的樣子和行為在在都令她反感。當我問到這個問題，她立刻把酒精和掐住那人脖子的那幕連結在一起。也許當時他們倆都喝了酒，而酒精激化了憤怒。無論當時是什麼情形，都導致了可怕的結果，她因此必須在這世回來和當時的相關人解決這個負面業力。

當個案明白了問題的起因，也看到這是屬於前世的事，她原諒了自己和所有參與的人。我們也可以從別人的前世經驗，學習把過去的恩怨留在過去，一勞永逸地解決問題。

我從工作中發現，償還業力的方式不勝枚舉。但最不理想或最不值得的，就是這世回來被你前世的受害者殺害。這不但沒有解決任何事，只是讓業力之輪繼續運轉，而且還產生更多業力。我被告知殺人者償還罪行的最理想方法就是「軟性的方式」：透過愛。

舉例來說，曾經的殺人者這世以照顧被害者的方式來償還。他們可能需要奉獻一生來照顧他們的受害者：譬如一個需要被照顧的父親／母親，一個殘障的孩子等等。他們會因此無法擁有自己的生活，但這要比「以牙還牙」的方式有智慧多了。

這位個案的心理醫師曾經告訴她，他不反對她做前世催眠，但他並不信這一套。然而，透過傳統的正統心理治療，她永遠都找不到問題的起因。我很想看看當她告訴他，她不再需要繼續治療，她已經從催眠療法找到了答案時，他是怎麼說的。

★　★　★

另一個案例是紐奧良一位過重的年輕女性，她很渴望有孩子，也一直在服用幫助受孕的藥物，卻都沒有效果。她經期來時很辛苦，曾經一個月都在流血。唯一的解決辦法是服用避孕藥調節，但這樣卻會讓她無法受孕。她也在努力減重。

催眠時我問到為何她不能受孕，潛意識說她上一世是收養孤兒的家庭。她收養了十一個小孩。每當有小孩離開她的寄養家庭，馬上就會有另一個進來遞補。她把小孩照顧得很好，她也很喜歡照顧他們，但在現在這一世，潛意識希望她能夠休息。

它們說不用擔心，她會有孩子的。她的身體正在調節，開始要回復正常。體重過重的問題則是她必須經歷的試煉，尤其是在她要進入成年期的這段時間，為的是看她能否承受得住甚至是成年人對她的嘲笑和惡毒評論。她現在已經通過這項考驗，所以體重可以減下來了。當她到了能夠有小孩的時候，她的身體也會是在健康的狀態，當然，小孩也將在適當的時機來到。

個案這一生也一直過於敏感，她會有周期性的沮喪，感到孤單和被遺棄。她後來終於崩潰，無法停止哭泣。她這麼敍述：「我心裡感到非常空虛。我總覺得我的生活平淡乏味。有時候我覺得自己是在休息，有時候我又害怕好像有什麼災難要發生似的。悲傷一直都在。我到底怎麼了？我要怎麼去改變這個情況？從我小時候起，大概八或九歲左右吧，悲傷的感覺就已經是我的一部分了。」

潛意識對此做了一個很有意思的說明。它說她原本應該是雙胞胎，另一個靈魂跟她約好要一起投胎，但在最後一刻變卦，決定不在這時候來地球。因此另一個身體並沒有成形，她孤單地一個人投生人世。下意識裡，她一直都覺得那個沒有和她一起出生的存在體遺棄了她。那是一種少了什麼的悲傷感，並且伴隨著沮喪。這就是原因了：她想念那個原本該在此生陪伴她的靈魂。我從沒對她說，但我一直很好奇，未來她所懷的孩子是否有可能是那個終於決定要來人世的另一個靈魂。

當我們告訴她母親這件事的時候，她母親非常驚訝，因為從來沒有這方面的跡象。醫生從未告訴她有可能是雙胞胎。我的個案是在一九七二年出生。我不知道她們是否是所謂的「幻影雙胞胎」或稱「消失的雙胞胎」(disappearing twin)，這在現在是大家都知道的現象。(譯注：是指受孕時有兩個胚胎，但經過一段時間，其中一個胚胎停止發展，因此超音波掃瞄時只看見一個胎兒。)催眠完後我們一起用餐，她母親說個案出生時是一位不熟的代理醫生在場。如果是她的主治醫生，或許就會跟她說是否有另一個胎兒的跡象。我想我們永遠也無法得知了。

我也發現有些不孕的案例是因為個案前世死於分娩，潛意識為了不讓這樣的事在今生再次發生，因此個案一直不孕。有時潛意識的邏輯真的很奇妙。

★
★
★

以下的回溯案例時間和地點是二〇〇〇年五月的加州聖荷西市（San Jose）。個案是一位一直處於悲傷和沮喪情緒的女性。她這生一再重複被遺棄、被排斥的模式，也總是感覺自己沒價值，像個被拋棄的孩子，並且一直有莫名的恐懼。她從小就被遺棄，在孤兒院裡長大。她與男人相處上有問題，婚姻和工作也不順利，她總覺得自己不值得任何事，也無法完成任何事情。此外，她也有偏頭痛，我認為偏頭痛可能是她用來懲罰自己的方式。總之，她是個非常憂鬱又令人同情的人。

我們重新經歷了與她的問題有關的重要前世。她看見自己抱著一個一歲大的嬰兒在街上奔跑。所有人都慌亂地逃竄、尖叫，因為有一群騎著馬的士兵在追逐他們。這裡顯然正被侵略。為了逃命，她努力尋找可以躲藏的地方。她的寶寶在哭，她擔心會因此引起注意而被發現，於是把寶寶放在牆邊，然後跑到一個建築物裡面躲起來。她認為絕不會有人會去傷害一個小嬰兒。但當她看到這些士兵橫掃整個街道並殺掉她的寶寶時，她被悲傷淹沒不能自已。當軍隊發現了她，強暴後再殺害時，她也不在乎了。她為寶寶的死責怪自己，她覺得應該把寶寶帶在身邊。雖然不論是怎樣，他們其實都難逃一死，但她不這麼想。她責怪自己不該遺棄寶寶。即使到了靈界她也同樣心痛。

她把哀傷和痛苦帶到了這一世，並且重複自我懲罰的模式。我問她是否願意原諒這些殺了她寶寶的士兵？她說願意，她可以原諒他們，因為他們只是在做他們「男人」的事，但她絕對無法原諒自己遺棄了寶寶。在跟潛意識協商溝通許久之後，我終於讓她能夠原諒自己。這是很困難的過程，達成後我鬆了一口氣。她清醒後，我們討論這件事，我跟她說她已經懲罰自己太多世，是放手的時候了。此外，如果她曾回到更早的前世，我願意打賭我們會發現她是為了償還她某世身為士兵所做的同樣的事情。怎麼欠就怎麼還。經過這次催眠後，她的痛苦減輕了許多。她的無價值感消失了，取代的是希望與期待。我感覺她已在人生做出了轉折。確實是時候停止懲罰她自己並開始真正生活了。

★ ★ ★

接下來的這個催眠個案是位美麗的年輕女子，來自捷克，目前住在倫敦。她在心靈研究學院學習形上學已經好幾年了，但她一直沒能完成學位。她學到也知道很多知識，卻總是在期末考前夕或要交期末報告時打住。她主要的問題是她全身的濕疹。她出生三個月就開始起濕疹。醫生開的藥方都沒有效。小時候她曾經住院好幾個月觀察，試著找出適合的藥物。她試過類固醇，但有副作用。她也試過中國草藥，雖然有點效果，但會造成胃部感染。她現在使用藥膏，這個藥膏可以讓她的臉看起來不那麼糟。在最糟糕的時候，她的全身會發癢，感覺像是在燃燒。雖然這個陳年舊疾已經是她生活的一部分，她仍希望能減輕這種痛苦。她也覺得如果將它移除，一部分的她也會跟著逝去，因此必須要用其它東西取代。

當她進入深度的出神狀態後，她立刻看到很亮的光，她意識到自己正看著火燄。火燄在她的腳部，接著迅速竄升到她的身體。她變得很不安，於是我引導她到一個可以客觀看待整件事的立場。她看到在靠近樹林的某個空地上，她（是個男子）和其他人被綁在木樁，熊熊烈火正燒著他們。

當她回溯到故事的開頭，她看到自己和其他人住在一個很大的莊園房子裡，他們是諾斯底教徒，他們自己過著安靜的生活，研讀並撰寫書籍，沒有打擾到任何人，但是地方官員卻認為他們是與魔鬼工作的危險人物。官員受到宗教團體的慫恿，因為宗教團體也把他們看作威脅。有天晚上，他們被狗吠聲和一群闖入房子的人吵醒。他和其他人逃進樹林，這些闖入者和狗群在後面追趕，最後他們仍被逮捕。

他們被帶到城裡的某處，受到可怕的折磨，被逼著要供出藏書地點。他的臉在被拷問時受了很多傷，尤其是下顎和眼睛（個案這世的眼睛也因此有些問題）。當這些人無法從他們身上問出更多資料時，這些諾斯底教徒被帶到一個大房間進行審判。他那時已經非常痛苦而且失去知覺，因此無法受審或回應任何控訴。他只能恍惚地坐在那兒，聽著發生的一切，感覺像是作夢。但這些都已經不重要了，因為這個審判是個騙局，只是個形式。他們接著被帶到樹林附近的空地，綁在木樁上活活燒死。他和其他人都沒有做錯任何事，他們只是擁有並企圖保存這些奧秘的知識。她說這些書有的藏在當時人們絕對找不到的地方。

類似的事在歷史上發生過無數次了。總是有諾斯底教徒的團體試圖保存知識，而另一群人則想要得到這些知識作為己用。這就是在宗教法庭或裁判裡所謂「審判巫女」的真正原因。教會想要剷除那些擁有他們一直想獲得卻沒能得到的秘密知識的那群人。現在我們知道沒有任何知識是遺失的。這些知識一直都被藏在最安全的地方：人類的潛意識裡。

潛意識認知到濕疹的起因來自目睹火燄竄升到身體。灼熱和刺癢象徵這次的死亡。她為什麼在這生無法完成形上學課程的原因已顯而易見。下意識裡，她害怕如果她獲得這些知識，同樣的事會再次發生，雖然她並沒有因此中斷追尋和研究這些知識。

我必須說服潛意識，不可能會再發生被燒死在木樁上的事了，因為她目前活在一個完全不同的時代。濕疹的根源既被指認出來，濕疹也已沒有存在的必要。

我記得她說過，如果濕疹被移除，必須要有其他東西來替代。她在催眠中曾看見在荷蘭的另一世，她看到那一世她有強壯和健康的身體。她很喜歡這個身體，因此潛意識說她可以用這個荷蘭女孩健康身體的觀點來取代濕疹。她對此非常開心並且同意這樣的做法。

★　★　★

有位女性個案因為椎尖盤問題而下背部疼痛，醫生建議她動手術治療。她在催眠中看到自己是韓戰中的一名黑人士兵。許多炸彈在他身邊爆炸，他被擊中背部，而且被彈到淹滿了水的壕溝裡。他因為癱瘓動不了，無法逃離而淹死。她太快轉世，因此還帶著背部的記憶。這也說明了為何她害怕密閉空間和吸不到空氣（她偶爾也會支氣管炎發作）。

★ ★ ★

我在工作中發現，排隊等待殘障身體的靈魂多過等候健康身體的靈魂。從靈性的角度來看，這很容易理解。輪迴地球的計畫是要盡可能在一世裡償還最多的業，以免一次又一次地回來。透過殘障的身體可以償還較多業力，靈魂可以學到重要課題，照顧者也是（父母等等）。其實在進入這一世之前，所有相關者就已同意要照顧這個個體（指殘障者）並盡可能地協助。人生的一切都是課題，雖然有些課題比較困難。而每個**看到**殘障者的人又學到什麼呢？旁觀者又是如何反應？殘障者教導的是每一位他們接觸到的人。因此殘障者不是要被憐憫或迴避。他們是該被接納與欽佩，因為他們這一世選擇了一條困難的道路。

★ ★ ★

被收養的人在靈魂層面都知道他們將會被收養，這都是事先計劃好了的。在靈界的時候，生父母和養父母就已經做好了安排。生父母同意提供設計身體的基因，而他們透過給出小孩也會學到課題。養父母同意撫養小孩，他們提供的正是這個靈魂決定它要的生長環境，為的是學習這世想學的課題。然而計畫並不是設定後就不能更改。永遠都有自由意志，（不只是被收養的人，所有相關者的自由意志也都會造成影響。）所有的相關人都能改變結果。

★　★　★

接下來的案例主題回到了我最初的愛好：發現失落或未知的知識。這是**可能的**歷史的有趣部分。

在英國的這名男性個案是一家印刷公司的主管，他善於交際和溝通談判。他覺得自己被工作和責任給絆住了，尤其是被他的婚姻。他有瞇眼和眨眼的習慣，這個習慣讓他很困擾，他覺得在工作上與人交談時，這會讓他顯得怪異。他試著假裝這是眼睛過敏的緣故。此外，他對光線也很敏感。

他來找我主要是想知道他是否應該轉換人生跑道，換個不同的工作，也或許離開妻子和四個孩子，去和他的女友共同生活。

他的某些情形可能是這個年紀（四十多歲）會有的問題。這時候有些人會開始質疑所選的道路，認為自己已錯過人生的機會。他有許多危險嗜好，像是滑翔翼、潛水、登山攀岩。他熱愛刺激和危險的休閒活動，這跟他的工作性質剛好相反（他現在覺得他的工作很無趣）。

他的回溯很奇特，因此我想我們可能觸及了第二次世界大戰期間一段未被發現的歷史。起初他進入一段很平常的生活，那是在美國西部的某個小城鎮，他是個鐵匠，和他的家人過著快樂的生活。這一世並沒有什麼不尋常，因此我要求他前往一個重要的日子。當他到了那一天，他突然變得驚恐，並且說他看見天空出現原子彈爆炸後的蕈狀雲。接著他被一道強光所震懾。我很自然地認為這一定是廣島或長崎的原子彈爆炸，因為這是我僅知的相關事件，然而這並不是他看到的場景。

「這個威力太大了！他們一定是哪裡出了錯！這個力道比他們原先所想的強太多了！」他完全處在驚恐中，接著開始顫抖。因為他陷入身體的反應，以致於無法聽到我說話。我要他冷靜下來，讓自己離開這個場景，以客觀的立場來看這件事，這樣他才能解釋正在發生的情況。好幾分鐘過後，他才平靜了下來。他被爆炸引起的劇烈震動驚嚇不已，無法開口說話，像是陷入猛烈的震波。當他終於可以開口說話時，他說他當時是進行這項實驗的科學團隊成員。這是發生在德國，對此我感到非常訝異（譯注：個案顯然跳到了另一世）。他們在山區裡。兩山之間的峽谷有一間實驗室。他認為他是俄國人而非德國人。團隊中的每位科學家都擁有部分配方或方程式。他們必須將全部組合起來才能產生作用。沒有人可以獨力完成這個實驗，因為沒有人知道其他人的部分。他因為具有物理和數學的優異知識，因此被挑選進入這個科學團隊。這群科學家瞭解理論和大致的作用，但不曾真的試過。那時他們正在打仗，因此想研發新武器。他們不在乎新武器是否殺傷力強大，因為一心想救自己的人民。

顯然地，他們在進行實驗時發生爆炸，不論這爆炸是有意還是因錯誤導致。他被這場爆炸的威力給震懾住了。他沒有想到會這麼強大。他想過他們在進行的事會毀滅一個大範圍的區域，但對它實際的威力足以摧毀整個或更多城市倒抽了一口氣。這個威力遠超過他和其他人（他這麼假設）原先的想像。當他從上面往下看時，沒有任何東西殘留。實驗室和所有的東西全毀了。在敘述過程中，只要他是從旁觀的角度來看，他就能有條理且客觀地敘述。如果他談論爆炸並飄回到那個場景，他又會開始全身顫抖和抽搐。因此我每次都要安撫他並引導他回到安全的觀察立場。

他的潛意識說他被允許重新經驗這一世，是想讓他知道，如果他在經過那麼大規模的爆炸後仍然活著，那就沒有什麼事可以困擾他。他在人生的任何情境下都能存活（雖然真實生活裡他沒有在那場爆炸中生還，但他的靈魂並沒有受傷）。那一世也解釋了這輩子當他在壓力下會瞇眼、眨眼，以及畏懼強光的原因。潛意識是在提醒他，他有能力處理任何事。

難道德國比美國早，或是同時在進行原子彈的實驗嗎？我聽說德國利用「重水」做實驗。也許這是他們沒有成功的緣故。也許他們這些頂尖的、各自擁有部分專精知識的科學家全都死於這場爆炸，因此德國沒能很快恢復到進行這類實驗的水準。

我跟一些人提起這件事，他們認為會有人注意到爆炸後的雲團和影響。也許沒有。在原子彈投擲在日本之前，我們已經在新墨西哥州的白沙區（White Sands）進行了多年的實驗。軍方在沙漠地區試爆，如果有人從遠處看到，他們可能也不知道看到的是什麼。況且發展原子彈是戰爭時的最高機密，在原子彈投到日本之前，只有高階相關人士知道這件事。也許在德國也是如此，只有非常少的人知道研發原子彈的機密。

個案指出，這個實驗室位在一個偏僻山區。也許（就像白沙區），實驗的地點離人們居住的地方很遠，所以誰會曉得爆炸這件事呢？假如真有人看見了這場爆炸，他們也不會知道這是什麼，因為在人類的經驗中從未有這種事發生，他們無從參考。就算是普通的轟炸也夠嚇人了。這可能也是德國保有的最大秘密吧。戰後，德國頂尖的科學家來到美國參與火箭的研究計畫。我們確實知道在第二次世界大戰期間，德國研製V－2火箭導彈並且成功發射。我認為他們非常有可能也在實驗原子的力量，而我們只是比他們早一步完成。

我們的原子彈原先是計劃要投在德國，但是發展完成前戰爭就結束了，所以必須投在日本看看是否成功。這跟歷史是吻合的。我認為很有可能這兩個國家同時都在秘密進行原子彈的計畫，而且都知道對方的進展。

★　★　★

所有這些個案發現的答案可能永遠不會被重視邏輯思考的醫學界所接受，更遑論他們會想尋找這方面的資料。然而，透過潛意識的邏輯來看，這些答案都是相當合理的。這些案例也顯示治療師必須努力說服個案，問題已經沒有存在的必要，因為他們的問題是屬於多年前已經死亡的另一個身體。

市面上並沒有教科書教導催眠治療師要怎麼做或怎麼說。很多狀況都是當下突發，在試著處理無預期的情況時，一切都要回到「常識」。最重要的是永遠保護個案。在進行催眠時，我們必須遵守與醫學專業領域同樣的誓約：「以不傷害為第一原則！」

上述案例只是我進行催眠療癒的數千名個案中的極少數例子，我試著選出可以解釋個案身體疾病或其他困擾的案例，以及如何從前世去找到問題的根源。此外，這些案例也說明了透過個案潛意識所提供的珍貴協助，以及問題如何被處理和療癒。

懷疑論者或許會說這些是個案自己幻想出來解釋身體問題的故事。但若是如此，為什麼他們要選擇這麼不尋常或怪異（而且經常是恐怖）的故事來解釋呢？如果他們想要編造奇幻的存在，有簡單得多的方法。如果客觀地觀察這些個案，他們都不具有好幻想的特質。就算這些是他們的想像，重要的是他們找到了問題的答案，而這些答案帶給他們解脫與自由。這也就是我多年來從事催眠的最大報酬：能夠幫上別人。

當然，提問是整個催眠過程中最重要的部分。「它們」（潛意識）多次告訴我，提問的方式極為重要。提問已經成了一門藝術。如果問題問得不正確，我也只能得到部分資料或是完全無關緊要的資訊。提問必須措詞精確，這也是我在三十年來發展催眠技巧過程中所學到的事。對於任何治療技巧的進步來說，練習是非常重要的。

一旦人們接受了輪迴的觀念，下一步便是要瞭解地球並非唯一可以選擇的學校。我們都曾經生活在其他星球，甚至以不具實體的形式生活在其他次元。以能量體的形式存在是可能的。我們可以選擇的星球也不限於我們所知的實體地球。任何事都有可能。這就是我在下一章要探索的內容：其他的世界，其他的實相，以及其他的可能性。

本章的案例都是「正常」的前世療法。下一章的案例則會集中在「非正常」，或者說是不尋常的案例。潛意識雖然把這些個案帶往不尋常且不熟悉的路線，但個案得到了與他們問題有關的珍貴答案。而在這一路上，我也獲得了我想知道的資料，滿足了我想探索失落與未知知識的好奇心。

第二篇 古代知識和失落的文明

第三章 貓人（不一樣的獅身人面像）

這個案例是二〇〇一年六月，我在密蘇里州堪薩斯市（Kansas City）的聯合教會中心進行的一場私人催眠。

我使用的回溯技巧是讓個案從白雲下降，個案會很順利地進入前世，但是會看到什麼則無法預料；任何事都可能發生。這是我工作中有趣的部分，因為我從來無法預知個案會去哪裡。在這個案例裡，當珍走下白雲，她非常驚訝且困惑地發現自己是在埃及。她看得到金字塔，但附近高處有個美麗的神殿更吸引她的注意。

「這些金字塔現在已經是廢墟了。它們看起來比我在的時候更老舊。我看到的是它們現在廢墟的樣子，但我在它們毀壞前就知道這些金字塔了。我記得它們還是嶄新、耀眼、美麗的時候。這裡面的繪畫好美，我可以看到這裡還沒被毀壞前的畫。這裡就像家一樣，我知道這個地方。我在這裡感到很自在，這是為什麼我會來這裡。

真有趣，不是嗎？我回到的是**當時**而非現在，我回到它們起初樣貌的時候，喔，真美。我看見神殿裡的黃金雕像，我把臉貼著一座雕像，黃金貓。有趣的是，黃金有種溫暖的感覺。這個黃金裡有能量。我和法老們一起工作，我是被允許進入這些神殿的少數人之一。我現在到了一間讓我感受到強烈的愛的神殿。我看到全部的事了。喔，天啊！這些人。」

朵：那裡有人？

珍：不在神殿裡。他們不能進來。這裡是只有少數經過挑選的人才能來的地方。我在努力讓自己更自在些，因為我那認知的部分不斷跑出來說：「這太荒謬了！」我跟它說：「閉嘴。」

這個情形通常發生在人們剛開始進入前世景象的時候；意識心試圖干擾和困惑個案。第一次嘗試靜心冥想的人都知道意識心會叨叨絮絮地想阻止靜心的過程。最好的方式就是忽略它。隨著個案進入得更深並描述看到的景象細節，意識心便會閉嘴，因為沒有人在注意它說的話了。

我發展出的催眠技巧就是設計來轉移意識心，使它不能干預。透過這個技巧，你隔離意識心，讓潛意識自由地提供資料。少了意識心的質疑和干擾，資料會更純粹和準確。

朵：不用擔心這個部分，只要告訴我你看到什麼。

珍：我感覺其他人不敢進來這裡，因為這裡有能量，對他們來說不安全。這裡是白光神殿，這是它存在於這個層面的地方。我需要走進光裡。（從她一進入這個場景，她的語氣便是難以置信且充滿敬畏。）光裡有神聖的存在。

她的語氣充滿敬畏和崇敬，我知道我必須把她的注意力拉回來，讓她繼續描述周遭的景象，這樣我們才能知道她在哪裡。

朵：神殿和金字塔是在不同的地方嗎？

珍：我從雲端飄下來就到了這個神殿。我不認為人們發現過這裡。他們是越來越接近了。你要先穿過死者的墓，但這裡是生者來的神殿，我就住在這裡。我在神殿工作，這是我出生的目的。

朵：你剛才說有別的人？

珍：幫忙的人，他們把人帶來，帶給在這裡工作的我們。我們在光裡工作。人們來找我們尋求建議。有趣的是，他們認為是我們知道，然而訊息是透過光而來。人們不敢走進光裡。

朵：你說那裡有很多能量。一般人不能在那個能量裡？

珍：不能在那裡。不能在白光裡。

我請她描述自己的樣子，她感到困惑，因為她不確定自己是男性還是女性。

珍：(困惑)我的感覺反反覆覆。有一會兒我感覺自己是女性，但過一會兒我又覺得是男的。

她穿著飄逸的長白袍，但她沒有半點頭髮。她的頭是剃光的。

珍：我們不想被性別干擾。我幾乎覺得我是女的，但我不是，因為我們不把自己歸類為女或男。（咯咯笑）但是我想這個身體應該會被歸類為女性吧，因為我可以感覺到我的胸部。我非常瘦，身上沒什麼肉。

她身上穿戴著精緻的珠寶，她描述這些珠寶是由黃金和寶石做成，她的手肘以下，手腕到手指都纏繞著珠寶飾品。

珍：這些珠寶把我們裝飾得很高貴。（笑）但這比較是為他們裝飾，不是為我自己。來這裡尋求治癒的人喜歡看起來花俏別緻的東西，這讓他們感覺……嗯……怎麼說呢？「值回票價」（笑）。這是為什麼會有黃金貓雕像。他們也用黃金製作我們的首飾，因為製作首飾的人感覺黃金裡有些什麼存在。像是愛在黃金裡，對，就是這樣！這就是神奇的力量。他們為我們做這些首飾。（驚訝）天啊，這黃金是有幫助的。對，沒錯，它發光的方式，因為是純粹的能量穿透。純粹的能量穿透黃金，這樣當我觸碰他們，療癒他們時，黃金可以保護他們免於受傷。

朵：如果你沒有黃金，他們會受傷嗎？

珍：對，黃金像是將以太轉為物質的合成器。當我進入光裡，我會取下我的珠寶。我想我有時候也會脫掉長袍，因為我不想在我跟那個神奇力量之間有任何屏障。之後我穿上長袍，這樣就可以隔離我身上的能量，不讓能量傷害到人。

朵：所以當你在那個能量場，你會產生更多的能量？

珍：喔，不是，我只是攜帶能量。這個感覺真棒。能量進入你的……原子，真的是太棒了。

朵：能量傷不到你，可是你必須遮蔽它？

珍：是為別人遮擋，因為能量對他們太強大了。就好像如果不小心碰到他們，他們會「噗」的不見了一樣。（笑）這沒有針對任何人。所以我必須小心，要保護他們。

朵：這個能量是在神殿的某一處嗎？

珍：是的。我們在那裡有自己的石頭。（譯注：《迴旋宇宙1》第一章曾提及有些看似的石頭，其實是一種特別的水晶。）我們帶有能量的人，當靠近石頭，石頭就會開始作用。

朵：這個石頭在哪裡？

珍：人們從前面進來，先是到大廳，這是一般人可以進入和聚集的地方。再過來的區域，那裡的能量就開始有些微改變。然後他們進入另一區，這裡是他們放置更多藝術品，掛珠寶在牆上的地方。再來就是我們存放石頭的地方，這裡離人們很遠，所以是安全的。而且這裡有簾子可以擋掉能量，保護他們。

當我研究這段資料時，我發現埃及古神殿的設計和她說的是一樣的。神殿被視為神的房子，而不是祭司的。最高階的祭司是法老，他任命大祭司和其他人來執行他對神祇的職責。典型的神殿有兩部分：外殿和內殿。新進人員只能進入外殿，被核可為有價值以及準備好要接受更高知識與洞見的人，才能進入內殿。崇拜者只能在神殿外的廣場，供奉品就是放在這裡。神祇的雕像是在內殿。這個催眠案例的內殿裡放了力量強大的東西。

在《耶穌和艾賽尼教派》（*Jesus and the Essenes*）這本書裡也提到，昆蘭（**Qumran**）的圖書館有個巨大的水晶，艾賽尼教派的學生將他們的能量導入水晶，然後水晶能量是由神祕學的大師來導引。耶穌就是在那裡當學生的時候學會使用這個能量。

昆蘭的這個水晶也是放在一個受保護的區域，以防學生因靠近而受到傷害。這和「約櫃」（the Ark of the Covenant）的情形也很類似。「約櫃」是放置在耶路撒冷的至聖所內（Holy of Holies），外面還罩著一層帷幕。只有具資格的祭司才能進入並接觸它。在《地球守護者》裡，菲爾提到他在另一個星球的前世，他在那裡的工作是能量導引者，他把傳導到他身上的能量導引到想接收和使用能量的人。所以聽起來在古老的年代就有很多人接觸過具有類似能量的石頭，而且也知道如何使用和導引能量。這是我們遺失的古老知識的一部分，而現在似乎是帶回這部分知識並運用它的時候了。

朵：一般人不會進去放置石頭的房間。

珍：他們不經過那些地區。那樣不安全。

朵：他們沒有受過接收那個能量的訓練。

珍：其實就是放手讓能量自然流動，這也是我這生一直很努力在做的，放手。（突然明白）喔，這真奇妙，不是嗎？我們這些可以跟神聖石頭工作的人，會為法老們放一小塊石頭在金字塔裡，所以人們如果進入金字塔的那些區域，他們就會死亡。事實上因為石頭的力量太強大了，所以只能放置一小塊。現在那些盜墓者流傳著詛咒之說，其實不是詛咒。沒有詛咒，是石頭。

朵：就只是能量，而且這個能量可能不是跟所有人都相容。

珍：不相容！不相容！

朵：所以他們認為那是某種負面的東西。

珍：但是你知道，這個石頭可以顯化一切，這就是石頭的秘密。如果他們的心不純正……這是為什麼他們會死亡的原因，因為他們靠近了那個純粹的能量。

朵：他們顯化出自己所害怕的事，不論那是什麼事。（對。）這聽起來很合理，但是那是哪種石頭呢？

珍：你的問題很有趣，因為你認為那必須是特別的石頭，但這是雙重的，必須符合兩個要件。水晶有很好的效果，但很難找到一個很純的水晶。如果你有了很純的水晶，你把它帶進神聖的能量，這才讓那個水晶變得特別。並不是因為那個水晶本身特別。（咯咯笑）這不是很有趣嗎？現在人們購買各種水晶，他們認為是水晶在幫助他們。（咯咯笑）其實是能量，不是水晶本身。是那個神聖的能量。

朵：那個是透明的石頭嗎？

珍：喔，不是。在物質層面來說，除了那些同意接受能量的身體之外，只有它（指石頭）能承載那個能量。我們使用大顆的水晶，因為當我們進入能量區，我們對能量開放，那個純淨的水晶能夠替我們承載能量。它就像強效能的電池，我們可以把能量儲存在裡面，然後我們出去治療人們。

朵：你們可以攜帶這個能量在身上並且使用它。

珍：對，而且也給出能量。然後試圖幫助他們瞭解。我們的能量對人的衝擊很大，但戴在我們身上的金手鐲可以保護他們不受到傷害。能量也因此可以在他們身上久一些。我只要輕輕碰觸他們，他們就能獲取足夠的能量，我身上的首飾會放大能量，也會保護他們，因為那個明亮而純粹的能量實在是太強烈了。

朵：這個能量是從哪裡來的？

珍：來自其他光源。來自最根源處。（輕柔地說）來自神。

朵：為什麼它可以被導入那一個房間？它應該是無所不在的，不是嗎？能量會四處流動。

珍：當我們轉世進入這個物質界域時，我們這些可以攜帶能量的人做了一個約定。

我們事實上身體裡就有這個能量。這是在身體裡的鍊金術，這使得我們化為人身時，身體會很辛苦。這也是為什麼這一世珍的腎臟老是停擺的原因，因為在過濾那個靈魂的業力。不論如何，我們就是必須經歷這些糟糕的經驗，因為我們想無所不知。那些能量存在著，因此當強烈的能量進入這個物質身體時，會有很多的清理。太多的清理要做，以致於腎臟無法負荷。

珍小時候生了好幾場病，差一點死去。她在醫院住了好幾個月，醫生努力治療那些不尋常和不熟悉的症狀。

珍：這是為什麼她會病那麼嚴重而且必須住院的原因。是因為她帶來的能量。

朵：可是那個能量不是應該就留在她在埃及時的身體嗎？

珍：嗯，嚴格說來不是這樣的。在療癒殿堂的白色能量—那個神殿就是療癒殿堂—我們可以把那個能量放進水晶，這會幫助我們較快速的重新充滿能量。

朵：我會以為當靈魂離開身體時，能量會留在原先的那個身體而不會跟著轉世。因為是埃及的那個身體在導引和運作能量。

我最關心的是協助療癒現在的這個身體，因此我試著把兩個人格分離開來，這樣由前世帶來的能量就不會再傷害珍的身體。

珍：對，但我們在這裡就是要帶入那個能量。事實上是靈魂帶有那個能量，而靈魂進入身體。所以是靈魂擁有能量。所以要看靈魂進入身體的程度深不深。雖然我不認為是那麼嚴格，但確實是如此。在埃及，在那個時候的那個身體和物質的變化作用跟現在並不同。現在的糖，或者說這個時代對身體的有害物質、環境、空氣，甚至陽光，都跟以前不同。在埃及那個時候，你走出去外面就能被陽光治癒。但現在的生活，空氣裡有太多垃圾，所以當這個身體到外面試圖治療自己時，是沒辦法的。這個身體之前動手術時，那樣的疼痛很難承受。她大可以這麼說：「喔不，我要離開這個身體，我要離開這裡。」但這個身體真的很幸運，因為它的轉世團隊、父母，還有愛。愛，特別是母親對這個身體的愛。（咯咯笑）我可以聽到她在呼喚我，要我投生地球。我等了一會兒，因為我知道這一世不是那麼好玩。

朵：（我試圖把她拉回原來的故事）我覺得靈魂可以攜帶能量轉世很有趣。

珍：靈魂就是能量啊。我們都是神的火花。

朵：是的。但是埃及時候的那個身體暴露在那個能量，而且知道如何與能量合作。因此我很訝異，那個能量仍然與這個靈魂一起。

珍：它們並不是那麼分離或獨立存在的。在愛與慈悲的海洋，一切都是明亮的白光。然後我們以一個小火花的狀態脫離了光，接著我們進入肉身。在她進入埃及那一世的時候，很多的白光跟著她來。我們想把白光帶入**現在**。我們是這麼做了，可是環境……我的意思是，現在的環境……能量並不是「那時候的能量」和「這時候的能量」，因為一切（所有的時間）**都是**現在。只是一念而已，而念頭的這部分，由於環境，成了問題。

朵：你說那個能量是來自全能的源頭，能量進入並且引導這個水晶。你接受過創造和引導能量的訓練嗎？

珍：不，是天生就有這個能力。這是學來的，是可以學習的，但在這個星球無法被教導。那是在別的層面的學校學的，然後就攜帶著這個能力。

朵：我在想，你和其他人是不是在神殿學到如何使用水晶來創造能量。

珍：不是，這對當時的父母來說很辛苦的，因為小孩天生就會這些事。怎麼說呢？

我們就是知道怎麼做。所以這個小孩必須離開父母，離開實體的東西，因為身體會自然而然就引導能量。如果父母看到了這種事，一定會被嚇到。他們會驚嚇過度。因為當你的靈魂進入了身體，你從小就很自然會這麼做。在金字塔時期出生的小孩，當還是嬰兒時就會有這些事發生。因此父母知道這個嬰兒勢必要被送去這間學校，送去神殿。在那裡有同樣具有這種能力的人可以撫養這個孩子，因為那些父母知道他們沒辦法養育這樣的小孩。

這個情況和本書另一章個案莫莉的情形很類似（編注：請見《迴旋宇宙2中》第十八章）。莫莉在小時候就有令人驚訝的能力，她的父母因此感到害怕。

朵：這些孩子必須在不一樣的環境才行。（是的。）在那裡還有其他人跟你一起。

珍：而且他們也是一出生就是這樣。

朵：他們也被帶到那裡。你剛才說這個神殿靠近金字塔？所以你看得到金字塔。

珍：是的，金字塔在另一邊，比較遠。他們把神殿建在一處高地，比金字塔的位置還高，所以你向外看的時候可以看到金字塔。

朵：你認為神殿從來沒被發現過嗎？

珍：沒有，神殿已經灰飛煙滅了，因為時間到了。這是時機的問題。它不該被知道，不像金字塔。有件跟獅身人面像有關的事……貓的部分和人面部分。這很有趣，就好像有人知道一樣……我跟黃金貓雕像的關聯。這是為什麼他們建造獅身人面像。

朵：在建造獅身人面像之前，神殿就已經存在了？

珍：是的。而且獅身人面像是唯一被允許留下，作為提醒這裡曾經有神殿存在的象徵。獅身人面像象徵貓人。他們稱我們為貓人，因為我們有我們的黃金貓雕像和神殿的貓。這是為了那些需要我們幫助的人。他們不能進入神殿，因此我們就用貓去他們那裡幫助他們。

朵：你們怎麼做呢？

珍：你知道的，貓很特別，所以牠們有那樣的樣態。(咯咯笑)我們會把牠們抱起來，用心念和牠們溝通。假如你真的跟牠們説話，牠們會看著你就好像你瘋了似的。除非你跟我們一樣，那麼牠們就會瞭解。我們會抱起貓，和牠説話。然後我們會派牠去幫助某人。當牠們完成任務時，牠們會回來回報情形，所以人們才用貓身或者說獅身建造那座獅身人面像。當然，獅子是最巨大的貓了。我們的神殿裡也有獅子，牠們是我們最棒的貓。但是，你知道的，如果我們派獅子到人群裡，人們一定會……（大笑）。

朵：他們不會喜歡的。（她還在因為這個畫面而大笑）所以貓回來之後，你就可以知道貓……

珍：對，因為我們可以看到，貓咪會向我們顯示牠們去了哪裡，磨蹭了誰。而那個人也許打開心歡迎貓咪，他們會抱抱貓咪，然後就會得到我們傳送給他們的能量。

★　★　★

摘自百科全書：

「在埃及，貓被當寵物飼養不只是因為牠們是有用處的，也是因為牠們的美麗、聰明和優雅，而且牠們與神祇有關。在埃及，貓對主神 **Ra** 來說是神聖的，**Ra** 有時會以貓的形式出現，而在描繪女神愛西斯（**Isis**）的畫像中，愛西斯有著一對貓耳朵。

埃及人也崇敬貓頭女神 **Pasht**，祂和愛西斯關係緊密，而且 **Pasht** 的名字被認為是小貓咪這個字（**puss**）的來源。

埃及已有好幾處地方挖掘出貓神殿以及葬有許多貓咪木乃伊的墓地。對埃及人來說，許多動物都是神聖的，但是除了公牛之外，沒有別的動物和貓一樣在全埃及受到如此崇敬。貓透過埃及人的金字塔文、珠寶飾品、陶瓷和傢俱，已然成為不朽。」

也許考古學家並未完全了解貓在埃及文化上所扮演的角色。

★ ★ ★

朵：神殿消失的當時你在嗎？

珍：不在，我在的時候神殿還很新。它還運作著能量，我那時在幫助人。如果我現在回到那裡，我只會看到一堆塵土。

朵：神殿的毀滅是有目的的嗎？

珍：是的。人們需要進入那段黑暗期。

朵：神殿的消失是由像你一樣住在神殿的人所做的嗎？

珍：不是。喔，我想他們以為自己必須為此負責。……是能量本身，神聖源頭生氣了。祂說：「好吧，如果你們不想要我的協助，那麼我就不再繼續為你們存在在那裡了。」然後祂就這樣……消失了。祂已經沒有需要存在於地球層面，於是就「咻」地消失了。

朵：祂說：「如果你們不想要我的協助」是什麼意思？那個時候，發生了什麼變化嗎？

珍：是的。人們信仰我們身上穿戴的黃金，多過相信我們放入黃金裡的能量。所以他們開始打造黃金雕像，那些該死的雕像。然後他們對著那些無用的雕像和黃金祈禱。他們說：「是黃金治癒了我。」我們試圖教導他們，不是黃金，而是能量治癒了他們，但他們無法暸解。在那世我一度決定拿掉黃金去治療人，因為我可以預見他們這些行為的後果。我觸摸了他們，他們死了，因為能量太多了。他們當時甚至詛咒我，他們認為是我殺了他們。他們把我拖出去，用石頭把我打死。在我不再穿戴黃金後，那些瘋狂的傻子更認為是黃金有治癒的能力。當然他們並不知道，他們無法理解，除非他們的生命裡也有像我一樣的小孩。雖然孩子的父母曾經努力解釋，但一切都太晚了。

神殿消失的部分聽起來和《迴旋宇宙序曲》裡的巴多羅米說的太陽和月亮神殿的情形很類似。

朵：我會以為能量離開就可以了，建物會留下來。

珍：由於我們所做的事，在某種程度上就像是把神分子化，而神殿的每個小部分都有能量在裡面，尤其是內殿放置能量石的地區，這是為什麼神殿必須分解消失，因為如果人們以後走進神殿，他們就會死亡。也因此他們取走所有的黃金，因為黃金裡的能量。這些黃金還是能治癒人。

朵：所以黃金還是有用的。

珍：喔，沒錯。但是神殿本身，還有那個石英——神聖的石頭，隨著神殿的消失化為塵土。（突然了悟）喔！天啊！當你看著現在在那裡的沙粒時，你可以看到很細小的水晶碎粒，這就是那個聖石的碎片。石頭必須裂解成那麼細小的碎片，才不會再造成任何人死亡。

朵：但是現在那裡仍然有很多能量，不是嗎？

珍：是的，沒錯。就像我們說的，玫瑰就是玫瑰，當神決定了某件事，祂是不會像人心一樣容易改變的。（笑）沒錯，決定了就是決定了。

朵：所以神殿和金字塔是在同一個時期。

珍：對。金字塔是最早的。

朵：獅身人面像是後來才有？

珍：對，因為在神殿消失後，雖然人們不瞭解我們做的事，但是他們非常感激黃金，因此貓人的神祕就成了一個傳奇。祭司無法繼續我們所做的事，因為他們不知道我們的秘密。製造傳奇就是他們所能做的了。

朵：他們那時候用金字塔做什麼呢？

珍：那些金字塔就像是神殿的衛星。就如我之前說的，我們從神殿裡拿了一小片聖石放在金字塔，對偉大的法老們表示敬意。他們的確是偉大的。他們被揀選出來與人們工作。法老帶著他們自己的秘密出生，就像我們是帶著療癒和協助人們的秘密出生一樣。我們這群神殿裡的人是屬於不同的能量，而金字塔的法老們屬於另一種能量。金字塔的能量帶有較多負面，這是為什麼可以遺留下來仍然存在的原因，因為它和這個環境同化要容易多了。金字塔也是試圖用來解釋某些神殿的方式。（停頓）我們這群是亞特蘭提斯和它毀滅下的倖存者。亞特蘭提斯是這個能量最初被帶入的地方。我們也是在那時候瞭解到能量必須被遮蔽才行。能量必須被隔離在那個特別的神殿裡，因為那是神性能量被使用的第一個地方。而一旦那些瘋狂的人開始有瘋狂的想法時……你不能在那神聖的能量周圍有任何負面想法。並不是說神會指著說：「喔，那樣不好！」不是這樣。神不會這麼做。神是超越好與壞的。事實是，如果你有任何負面並把它帶入神性領域，這個負面就會成倍數發展。這就是令人訝異的地方。亞特蘭提斯時期的人們並不比那些認為黃金有治癒能力的人更瘋狂或更邪惡，但那是負面的開始。我猜想全能者（神）知道我們還學不會正向。靈魂知道要正向，它從不停止正向。

朵：於是你帶著資料一世又一世地轉世。

珍：對。有訊息說亞特蘭提斯將要滅亡。我們很難面對這件事，因為我們相信我們可以教導。但問題不在於我們不能教導，是身體的運作改變了。這也是導致亞特蘭提斯滅亡的部分。這是為什麼神殿在埃及必須完全摧毀，因為那個能量不能被釋放。

朵：能量變得太強大了？

珍：對。我已經離開那個神殿，現在來到舊時的亞特蘭提斯了。……如果我在亞特蘭提斯，我會比較了解。因為，喔，那真是美。當他們說它必須結束時，我好難過。

朵：可是在亞特蘭提斯的時候，能量被誤用了，不是嗎？

珍：喔，是的。他們稱作「下一步」，你能想像嗎？他們居然說那樣是「下一步」。我說那是「跳崖」。因為如果我從懸崖跳下然後「啪！」，跌得粉身碎骨，我學到了什麼？我學到我會「粉身碎骨！」……你的意思是？……他們說那不是粉身碎骨，那是跌倒。從跌倒學習。我們在努力看到方向，我們談的是進化。我們努力要進化。身體的鍊金術開始有了變化。……喔，天啊，我們的身體原本能夠做的事真多！這些身體仍然可以做到。但鍊金術開始改變（指身體起了變化），能量也開始改變，然後我們就無法再靠近純粹的能量。我們必須離它越來越遠，越來越遠。但那個能力依然存在，藏在層層之下。這是為什麼現在我們能回到那個身體。

朵：身體仍然具有這些知識？

珍：是的。所以我們可以看著身體並說：「好的，我將要治癒它」。（咯咯笑）這是為什麼這一世這個身體很難用這個部位來進行治療（她指著她前額的中央），因為這裡不能接收神的能量了。

朵：第三眼的地方嗎？（是的。）

我想回到有關獅身人面像的資訊。

朵：你剛才提到獅身人面像，你說那是後來為了紀念貓人而建造的。它的臉就像我們現在看到的一樣嗎？

珍：不，它是比較女性的臉。他們後來重新改過。

朵：我也是這麼聽說。有人說原始的臉並不一樣。

珍：原來的臉很美，是女人的臉。是個很美很美的女人。喔，我剛剛看到了！……被他們用石頭砸的人？她的臉就是獅身人面的臉。

朵：就是那一世的你？

珍：對。我不知道原來他們認為我是美麗的。（咯咯笑）我其實不漂亮。是因為他們用石頭丟我而感到愧疚。他們砸我是因為怕我，因為有人死了。之前我從未弄死過人。我當時完全是想向他們顯示並不是他們的黃金可以治癒人……還有頭飾。當我進行療癒時，我也帶著頭飾。頭飾垂到肩膀。喔！這就是我總感覺肩膀不舒服的原因。是因為那個頭飾，它實在是太重了。喔！還有我的罪惡感。沒錯！肩膀不舒服的原因就是這樣，因為我認為是我造成神殿的毀滅。

朵：事實上並不是因為你。

珍：喔，不是，我現在知道了。

朵：那個頭飾看起來是什麼樣子？我在想那個原來的臉在獅身人面像看起來會是怎樣。

珍：頭飾有類似肩膀的拱起，圍著整個頭部，他們想把它做成像太陽環繞頭部的樣子，象徵能量的光芒向四方散發。頭飾從頭部延伸到肩膀和爪子，他們把整個頭飾的部分放在貓的身體上。原先這個部分是我們的披肩加上頭飾，因為它看起來像個短斗篷。（很顯然她岔開了主題，開始描述她自己的頭飾）。頭飾的上方鑲有珠寶，看起來像鑽石，也像水晶，反正看起來很明亮，鑲在黃金裡。而且這頭飾非常非常重。那世的記憶造成現在這一世肩膀的疼痛。此外，我一直認為是我造成神殿毀滅的這個想法也導致疼痛發生。爪子是從頭飾的肩膀部分伸出來。就像一隻貓趴著，然後你為牠戴上頭飾，貓的爪子從下方伸出，但短斗篷是屬於頭飾的一部分。

她用手勢讓我知道肩膀的垂飾一直到她的手腕，只露出雙手。

珍：所以獅身人面像的頭才會那麼大，是因為頭飾的關係。也是因為這樣，才會破裂，因為經不起氣候的侵蝕。

朵：他們是刻意把頭部改成這樣子？還是它自己破裂後才改的？

珍：嗯……那原本是女性的頭部，但在金字塔那邊的法老是男性，他們不太想有那個巨大的女性東西擺在那裡，(咯咯笑)所以他們把頭做得比較一般。現在的獅身人面巨像的頭部看起來不像男性也不像女性。

朵：沒錯。獅身人面像的頭對身體來說太小了。

珍：對，對身體來說太小了。法老們把它改成這麼小的，因為他們想把我們如此定位。獅身人面的身體是貓的身體，所以比例上來說，他們是把人的頭放在一隻貓身上，他們有計算過那個比例。六十二倍？是貓身體大小的六十二倍，就是這個比例，六十二倍之類的。我想你看過法老們頭上戴的頭飾吧，他們是取自我們的短斗蓬。

朵：傳說獅身人面巨像的底下有東西。你知道嗎？

珍：也許是我們古老神殿的某部分。也許他們把獅身人面像建在以前我們神殿的位置上面，是這樣嗎？秘密？

在整個催眠過程中，珍似乎對自己所收到的資料感到驚訝，這不是她理智上所預期的。此外，她的很多回答都非常小聲，非常輕柔，但錄音機還是可以錄到她說的話。

朵：有人說獅身人面像的爪子底下可能有東西。

珍：是在身體底下。在神殿被毀滅之前，他們的確將我們的一些秘密藏在身體那個部位，因為我們確實記錄了一些我們的知識，這些被保存了。

朵：你可以看到這些東西的位置嗎？

珍：是的，貓咪就坐在那上面。（咯咯笑）你看過貓抓到老鼠，然後對自己感到驕傲的模樣嗎？牠會坐在捕捉到的老鼠上面。獅身人面巨像就是這樣。（笑）牠坐在牠偉大的獵捕上頭，牠偉大的戰利品。……爪子可能是他們可以進入的通道。對，對，就是這樣。從那裡進去。我幾乎看到了。在爪子底下有一個入口。他們是故意這樣設計的，因為在我們原始的神殿裡面……還記得我跟你說過我們把能量最強的部分放在神殿的最裡面嗎？我想他們可能把毀滅後的神殿所遺留下的部分沙子保存在這裡。（笑）沒有人……（她覺得很有趣）這真有趣。他們往爪子的下面走，他們會發現這個入口，他們會非常興奮，走到最裡面的時候他們會發現（笑）……塵土跟沙子。然後他們會說：「就為了這個？」（笑）他們會說：「喔，這裡已經被盜掠過了。」（笑）

這對發現者來說一定很震驚，因為他們一定不會知道這些原屬於神殿能量的細沙的重要性和象徵。

朵：他們希望能夠發現文字記載什麼的。

珍：是有記載，但他們會要花些時間才能破解，因為那是用我們的密語記錄的。

朵：如果他們發現入口，他們有可能進到儲存能量的地方嗎？

珍：迷宮？我想他們把它設計成迷宮的形式。（停頓）這不是我該說的。

朵：你不該說什麼？

珍：嗯……神殿裡那些沒有被毀滅的人非常生氣。所以他們把這個部分設計得很難被發現。他們也不會讓任何人輕易找到。那些東西被埋藏起來了。但當人們進到那裡，他們會發現從未發現過的語言。跟他們一般以為的用法不同，因為我們有自己的方式。並不是我們真的有自己的方式，而是我們被告知要這麼做……能在神殿裡真好，和在神殿外面很不一樣。我們有自己的語言，我們有自己的技術。我們有自己做事的方式。這些不同是必須的，因為我們的能量很不一樣。在亞特蘭提斯的時候也是，這樣我們才能夠學習更多。我們必須建造神殿，因為我們和神討論，我們想在這裡（埃及）學習，我們祈求讓我們在這裡也能教導，但是神說：「他們不會學的。」我們說：「你必須給我們機會試試。」神說：「好吧。」於是就有了神殿裡的能量。祂說：「但你們必須完全分開，完全不同，完全……」這樣當他們進入時，他們不會瞭解所發現的東西。我甚至不認為象形文字……

朵：你是指雕刻的符號嗎？

珍：對，沒錯。我甚至不知道他們會不會懂這些符號，他們一定會很驚訝。我在想他們最後是否會被允許進入，但我想，隨著即將發生的事，即將發生的事……（輕聲）也許吧。他們一定會很困惑（笑）。

朵：你認為在爪子底下的入口很難被發現嗎？

我會這麼追根究底是因為一個星期前，我的朋友在催眠中也觸及同樣的事。她以通靈者的身份和調查者在埃及合作，他們想找出隱藏的通道。她已經深入到爪子底下的部分，介於獅身人面和金字塔之間。她計劃再回去進行更深入的調查。

珍：它藏在很明顯的地方，會發出很特殊的能量，我想如果我到了那裡一定會說：「嘿，就從這裡開挖！」它在很深的底下。尋找的人偏離了方向，讓事情變得複雜，但不是不可能找到。那些設計者瞭解現在的人的思考邏輯，他們用這點來防止這些人找到。（笑）所以如果他們想用邏輯思考，他們只會越離越遠。（她覺得很有趣。）

朵：可是當他們進到下面，他們就會發現進入了一個迷宮。

珍：那個迷宮會讓他們的進度慢下來，因為有很多死路。而且在爪子和背部之間有很多區塊。

朵：只有對的人才能發現對不對？

珍：嗯……是那些請求過的人，他們請求將這些東西帶到現在，因為人們會需要很長的時間才會懂。發現的圖片顯示身體有自癒的能力，這對他們來說可能不會太過震驚，但是他們不會瞭解。

我接著詢問珍想知道的問題，這是她催眠的主要目的。我只將跟本書主題有關的對話含括在書裡。

我問潛意識，埃及的那世跟珍現在這一世的關聯。

珍：最大的目的是讓她瞭解她並沒有毀了神殿，而肩膀的問題是因為她在這世背負了許多源自那世的壓力。

我們現在知道了這個身體上的不適可以消除，因為我們已經找到問題的根源。

珍：她需要瞭解的是，沒錯，神可以控制一切。有時候當我們進入身體，我們以為我們只是在嘗試些事情，但不是這樣的。她以為是她引起神殿的毀滅。

朵：她和神殿的毀滅沒有任何關係，但是她是被人們用石頭砸死。

珍：那是因為是時候向人們展現不是黃金有治癒的力量。神知道這件事，神顯示給她知道她會被石頭打死，為什麼她會忘了？喔！因為太可怕，所以她忘記了。這很合理。但人們的意識需要改變了，人們需要做出改變……只不過……是很大的退步。她被石頭砸死的時候有很多人參與，這是很大的悲劇。

朵：是的，的確是。因為許多能力和使用能量的方法都在那時候失去了。

珍：所以她才被獲准在這一世帶回那些力量。

朵：這是為什麼她這一世帶有這麼多能量，使得她還是嬰兒時就必須在醫院裡。這是為了同化這些能量，好讓身體能夠處理嗎？

珍還是嬰兒的時候就因為不明的症狀而住院好幾個月。顯然那段時間是身體在適應珍從埃及那世所帶來的高能量。這也跟更早期在亞特蘭提斯的那世有關，那時候使用這些能量是很普遍的事。

珍：神一直都和人們一起合作，因此他們有那些很不尋常的經驗。但這是很自然的事。在亞特蘭提斯時期，如果你沒有不尋常的經驗，那麼你一定有些問題，因為這是很平常的事。但在亞特蘭提斯的時候，我們把負面帶入生活。經過年復一年越來越深陷負面，如今我們已經學到這個負面會帶我們通往何處了。

珍被允許記得這些知識以便她今生可以運用在療癒上。能量一直都在，從沒有真的離開。它們一直都在休眠的狀態，直到她轉世到可以再次使用這些能量的一世。如何使用這些能量的知識會來到她的意識表層，當她進行療癒工作時，她會非常容易且自然地使用這些能量。我發現現在有很多人都在接通這些能量，因為是到了重新啟用並將它們運用在正面的時候了。

珍：他們為她建造獅身人面，因為他們喜歡她所做的事。但另一方面他們也很畏懼她做的事，他們把這個秘密深埋在地底下，因為他們覺得她是唯一知道的人。因此在她死後，神殿就被摧毀。由於有太多的畏懼，他們將這些秘密深埋。他們建造獅身人面巨像來榮耀並取悅她，希望她不再傷害人。

當神殿完全毀滅並化為一堆沙塵的時候，人們一定也很驚恐。我們很常見到不尋常的事件是如何成為傳說、遺跡或偶像來象徵發生的事。久而久之，人們就不會知道事件的完整故事了（因為事件中不尋常的部分），而握有權力的人可能會加入其他的解釋，尤其是如果他們想破壞原本事件的真實性。歷史上有許多統治者和神職人員就是這樣的角色，所以許多地球的歷史（特別是古代）就是這樣遺失的。我有部分工作就是將這些失落的歷史帶回我們的年代。

★　★　★

這次的催眠結束後，發生了奇怪且不尋常的事。我們當時在密蘇里州堪薩斯市參加聯合教會的會議。我的女兒南西和她的孩子在舉行大會的飯店攤位販售我的書。會議結束後，我們要朝亨茨維爾（Huntsville）的方向回家，途中想在我另一個女兒茱莉亞位於拉瑪（Lamar）的家停留。當我們在尋找離開堪薩斯市的高速公路入口時，我們迷路了，開到了一條不熟悉的街道。

我們經過一間很大的共濟會聖堂。當我看到聖堂前兩座非常巨大的雕像時，我整個楞住了。這是坐臥式的獅身人面巨像，有著一張女人的臉，而且有很不尋常的頭飾，頭飾長及半身，蓋過肩膀，直到爪子的腕部。兩座雕像看起來一模一樣。我大吃一驚，開始告訴南西跟這個剛結束的催眠有關的巧合。當我要求南西開回那座雕像的時候，我們已經往前開了好幾條街了。我想下車去近距離看看這些雕像，我也想拍些照。我們開回去並停好車。我下了車，在聖堂前四處走，從不同角度對著雕像拍照。我想要有圖片的證明以及某種實質證據可以讓我在書中引用，而且這對我的研究也有幫助。我一直在想為什麼堪薩斯市會有這個獅身人面的象徵，這絕對是背離了埃及的傳統版本。我知道我必須研究這個象徵的背景資料。此外，我現在也知道這次的回溯是有事實的基礎，我應該把它寫在書裡。天曉得我可能會發現什麼？我也知道了我們開「錯」路並不是個錯誤。

★　★　★

自那次催眠過後，我就試圖想要找到女性臉孔的獅身人面像曾經存在的證據，但都沒有收穫。我找到資料提及尼羅河對岸據說存在過第二個巨像，但除此之外沒能再多發現什麼。我聽說埃及有許許多多的獅身人面像，有些是女性的臉孔，但通常都有翅膀。有個網站說：「埃及的獅身人面很少是女性。如果是女性，那就是象徵女神愛西斯和／或掌權的皇后。」這個網站也提到在古代，太陽神殿曾一度矗立在獅身人面巨像的前面，接受人們對升起的太陽的供奉。（也再一次提到黃金象徵太陽。）

在埃及也有許多各種大小的金字塔，在開羅附近的獅身人面巨像和金字塔則是我們最熟悉的。

如果我找不到任何有關古代獅身人面的資料，我也決定要找出為何堪薩斯的共濟會要把有著女性人頭的獅身人面像放在他們的聖堂入口處。結果令我驚訝。原來這個座落在密蘇里州堪薩斯市林伍德大道一三三〇號的巨大建築物是蘇格蘭聖堂（**Scottish Rite Temple**），它建於一九二八年，建築師是喬更．椎爾（**Jorgen C. Dreyer**），他也是這座獅身人面雕像的雕刻者。我後來終於和聖堂的管理人接洽上，他對我的問題感到疑惑。我問他：「為什麼入口處的獅身人面雕像是女性的臉孔？」

他回答沒有人問過這個問題。他說大家每天上班都會經過雕像，卻從未質疑為何是女性的臉，但也對，為什麼一個以男性為主的共濟會組織會有女人的雕像在他們的門口。他說這棟建築物和雕像應該都是根據位在華盛頓特區的總部複製過來的。總部那棟是建於十九世紀晚期的拿破崙時代，那時美國的建築受到埃及建築風格的強烈影響。

我轉而到網路搜尋，想發現更多有關華盛頓那棟建築物的資料，但我卻更困惑了。建築物和雕像應該都是從總部複製過來的才對，但卻只有建築物是一樣的，雕像並不同。華盛頓特區總部的雕像是男性，而且兩座雕像不一樣，一座的眼睛是開的，另一座的眼睛是閉起來的。據說一個代表智慧，一個代表力量。

我試著找出有關雕刻者喬更．椎爾的資料，想要瞭解為何他把雕像雕成女性。我搜尋到他和那棟建築物的資料，但沒有關於他雕刻的動機。堪薩斯市立圖書館網站的資料這麼寫：「蘇格蘭聖堂前的獅身人面雕像於一九二八年建造完成，每座雕像的重量是兩萬磅。在兩隻獅子身體上面的女性頭部和獅鷲怪獸所佩戴的浮雕裝飾是共濟會的徽章。」我試圖搜尋一九二八年建築物落成時的報紙檔案，我想可能會提到為何把雕像設計成女性的報導，但也一樣沒有結果。堪薩斯市星報（The Kansas City Star）則已經不讓任何人查詢他們的報紙檔案了。如果我們不能查閱舊報紙，他們又要如何期待人們做研究呢？

我在尋找任何有關「貓人」的資料上也沒有收穫，除了貓在埃及是被高度崇敬之外。

雖然我不喜歡留下懸而未解的部分，但我還是決定先出版這本書。也許會有人知道答案並與我分享。

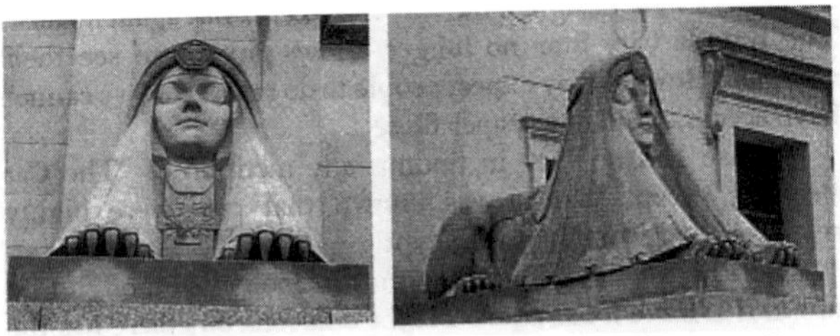

密蘇里州堪薩斯市，蘇格蘭聖堂入口處的女性獅身人面像。

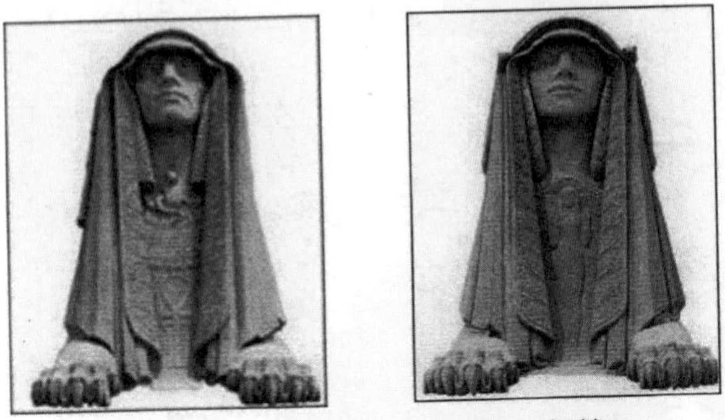

力量　智慧

華盛頓特區蘇格蘭聖堂總部的男性獅身人面像

第四章　女神愛西斯

這個催眠是在二〇〇二年四月，我去內華達州拉斯維加斯（Las Vegas）的會議演說期間進行。英格麗是位個子嬌小的五十多歲女子，她在南非長大，講英語有地方口音，但在催眠過程中我漸漸習慣了她的腔調。

我對於口音總會感覺有些吃力，因此必須很仔細地去聽。如果英語不是個案的母語，有時他們會無法進入深度的催眠狀態，但英格麗並沒有這個情形。她很快就出神，當她從雲端下來時，我甚至還來不及問她在哪裡，她的情緒就開始激動起來。

英：我是為和平而來！其他人不瞭解我們的方式。他們太常打仗了，他們摧毀破壞了太多東西。我們一直在努力平衡這個情況，但他們不瞭解。

她非常激動，幾乎快要哭出來。我想知道是什麼原因讓她如此激動。跟前世有關嗎？還是某個英格麗壓抑在內心已久的東西？

英：我原本不想來這裡，是我的長老要我來的，因為這個星球需要改變，所以我就來了。（哭泣）

朵：你在地球很長的時間了嗎？

英：我在三萬六千年前的孟菲斯（Memphis）時期來過這裡。（她邊哽咽邊說，因此很難聽懂她的話。）我那時是來自天狼星，我來修復這個被毀壞的星球。

我不能誘導，必須要讓個案說自己的故事。她指的是亞特蘭提斯的毀滅嗎？

朵：你是生活在毀滅的那個時期嗎？

英：我是毀壞之後才來的。我來幫助人。幫助在地球上的種族。

她的情緒緩和下來了，說的話也比較容易聽懂了。

英：幫助倖存者，教他們新的（生活）方式。教他們愛。教他們和諧。教他們合一。

朵：還有其他人跟你一起來嗎？

英：我們幾個人是搭太空船來到這裡，我們降落在你們所知為埃及的地方。有些倖存者在那裡，因為那是亞特蘭提斯的一部分。大部分的亞特蘭提斯現在在海底。海底也有許多地方浮出成為新的陸地。埃及那時是亞特蘭提斯的一部分。

她的咬字非常慎重，好像這些地名對她來說陌生而且不容易發音。

英：有些倖存者在埃及。有的在一些小島，他們之後移居到其他高地。

朵：你之前是一直住在你稱的「天狼星」嗎？

英：是的，我們是非常高度進化的種族，或者說是高頻率或高能量層級。我們的食物是光，我們不像你們一樣吃物質的東西。

朵：你說是有人要你到這裡？

英：我們的星球有個長老議會監督宇宙的許多星系。他們負責生命和創造。他們創造了很多物種和星球。這是他們的工作。

這段關於物種創造的說法並沒有讓我訝異，因為我已經透過許多個案收到相同的內容。我把這些資料寫成了《地球守護者》和《監護人》，書裡對這些資料有詳細的說明。

朵：他們必須親自到那些星球去執行任務嗎？

朵：他們不一定要親自去，但有時會這麼做。像是要重新設定的時候，當他們要重建事物的時候。或是當物種發展——怎麼說呢？迷失或誤入歧途，不是在正確道路上的時候。當頻率和能量對和平及和諧沒有幫助時，他們就會親自去那個星球。

朵：你們是先創造出動物，然後把牠們帶到要去的星球上嗎？

英：這些動物並不是以實體形態被帶去星球。我們在我們的地方設計了牠們，然後親自來地球以這裡的既有頻率來活化／能量化我們所設計的物種。

朵：所以你們也去過很多星球？

英：（打斷我的話）喔，是的。我們不僅住過這個星球，也住過許許多多星球。因為我們是這個星球以及許多許多星球的守護者。我們很關心我們所守護的星球上發生的事。你難道沒有發現嗎？（她又開始激動）有許多破壞發生。我們給他們自由意志，是要體驗愛，而不是不和諧和破壞、毀滅。他們已經偏離正確的道路。

朵：你說你並不想來。為什麼他們還是派你來？

英：（她冷靜下來了）他們第一次派我來是亞特蘭提斯陸沈之後，我來的目的是要幫助這裡的物種。有其他人跟我一起來。我們有很多人。當地球的物種可以自給自足後，我們就離開了。

朵：你們那時候有物質的身體嗎？

英：我們必須改變我們的結構以便跟較底層的地球物種一致。所以我們以物質的身體出現，這是為了……怎麼說呢？是為了跟這個星球的結構和能量以及頻率層次較為一致。這裡的能量和頻率是很低的，我們會說是「非常底層／低階」。你們稱為天狼星的星系，天空最明亮的那個恆星，那就是我們來自的地方。

朵：你們原本的形式看起來是什麼樣子？

英：我們是光體。就是能量頻率。你們會看見我們是光，而不是物質的形體，是光的存在體。

朵：那麼你們是住在環繞天狼星軌道運行的其中一個星體嗎？你的意思是這樣嗎？

英：我們就住在天狼星上。

朵：但是我想的恆星是跟我們的太陽一樣，它非常熱又非常亮。

英：它不僅僅是亮而已，它是非比尋常的亮。然而我們的頻率和能量與那個系統一致。就如同你們的身體和地球系統是一致的一樣，我們的也跟我們居住的系統是一致的。我們的頻率和你們稱為天狼星的恆星是共振的。

朵：所以你是屬於那個恆星的能量？（是的。）這正是我想釐清的。你說那裡有個議會，他們也是在天狼星上嗎？

英：他們在那裡，也在你們所說的「中央太陽」（the central sun）。我們一直和你們所稱的「話語之神」（the Lords of the Word）有聯繫。（譯注：這裡的Word同聖經約翰福音第一章太初有道的「道」（Word）。）

我不明白她的意思，我原以為她是指法律（Laws），但她糾正我是「話語之神」。（Law和Lords發音相似）。

英：宇宙的話語之神，而我們稱「宇宙」或「中央太陽之神」或較高階的存在體，或是中央太陽的光體。那是你們所說的神或女神的部分，也是我們光的起源。

朵：我聽說過議會，但是我從來沒能確認他們在哪裡。就是他們負責照顧所有的星球嗎？

英：負責整個宇宙。

朵：他們制訂所有規則和規章。

英：是的。有很多律法，但他們並不掌控。這些律法是因愛而制定，是與自由和愛共同運作的律法。

朵：你一直都是能量體嗎？還是你有過其他的生命形式？

英：我能夠形塑我的能量頻率。有時候我必須以物質／肉體形式來提升能量的振動頻率。不只在你們的星球，有時在其他星球也是一樣。

朵：當你第一次被告知要來這裡的時候，議會知道亞特蘭提斯即將要發生的事嗎？

英：議會知道亞特蘭提斯將會發生洪水。要解救亞特蘭提斯已經太遲，但他們需要協助地球和生還者，還有生態系統及其他的生命形式。必須幫忙並協助他們生存下來。

朵：因為當時很混亂動盪。

英：喔，是的，非常多動亂，太多了。地軸也在變動，所以你可以想像這種全然不平衡所帶來的問題和毀壞有多嚴重。

朵：所以你的工作是來到埃及，幫助那裡的生還者。

英：是的，而且我在那裡住了好久好久。從抵達後，到採用地球人的身體，成為這個頻率的一部分。為了和這個頻率共鳴，我必須採用地球人的身體形式。而這個以物質為形式的身體我使用了至少六百年。我們大都活到那個歲數，直到人們可以自給自足為止。然後我們就離開了。

朵：所以那段時間你們都以肉身的形式和那群人生活在一起。

英：對。我們之中有些人和地球的種族通婚，為的是提供較高等的生命體。在我們離開地球後，這個較高等的生命體可以繼續協助當地人。

朵：那裡的人知道你們並不一樣嗎？

英：喔，他們知道。他們稱我們為「神祇」，因為他們認識我們，這是為何我被知曉為女神愛西斯。我就是那個女子，愛西斯，女神。我以女性的身體出現。當時我的名字並不是你們現在所知的愛西斯，他們改過名字。我當時叫愛西（Ezi）（語音），這是最初的名字，現在你們稱愛西斯（Isis）。我們幫助這裡的人，我們讓人們瞭解生態系統，教導他們各種不同的藥草和各種醫療方法。我們教導他們如何提升頻率，教導他們「一」的道理。我們教導他們你們稱作的「上帝」是什麼，我們所知道的仁慈創造者。我們教導人們認識祂。我們教人們愛彼此，尊重彼此，尊重彼此的空間，尊重所有的生命。教導萬物都是「一」的一部分；沒有任何事物是分離的。

朵：我想在經過這次劇變後，他們已準備好聽進這些話了。

英：喔，他們是真的準備好了，準備好要改變了。

朵：你們也教他們怎麼建築嗎？

英：喔，是的。親愛的，金字塔是很古老的。超過一萬兩千年了，它們很古老、很古老，古老到超過你能想像。它是以一種光能的形式建造。你們所看到的巨石是透過光的能量擺置。

朵：是你們來自天狼星的這群人建造的，還是你們教他們怎麼做？

英：我們有參與部分。但是透過通婚產生的一些人種也可以跟我們的某些頻率共鳴，他們也能運作光能，並用心靈力移動那些巨石和構造體。他們能按照我們事先的計畫設計，所以金字塔和地球及天狼星是對應的。而且也和那些走進這些龐大神殿的人的頻率和能量對應。它們是療癒的神殿，並非如人們所想是埋葬死者的神殿。它們不是。

在第三章的「貓人」，珍也說同樣的事。

朵：我從來不認為那些神殿是墳墓。

英：那不是死掉的人埋葬的地方。那些神殿是用來提升頻率。提高能量。這才是它們的目的。現在存在於神殿的能量已經不像以前那麼強大，但還是有些頻率殘留。這個變化是由於那些進入神殿的人所帶進的能量和振動破壞了神殿最初的本質，他們（的能量和振動）降低了神殿的能量和頻率。

朵：而且經過了那麼久的時間，自然會有些變化，不是嗎？

英：是會有些變化，但如果人們是帶著純淨的意圖進入，那麼他們的振動就會提升許多許多，而神殿也會保持在原先建造完成時的狀態，也就能夠協助更多更多的人了。

朵：但並不是這樣。

英：對，不是這樣，人們污染了所有生命形式的能量和振動。他們污染了海洋、陸地、河川……一切。一切。不論是海洋、森林、高山，到處是被污染的能量。我們也吸入這些能量。這些被汙染的能量到處都是，在每一處。所有生物都被影響。

朵：你沒辦法避掉。

英：不能，每處都是被污染的能量和頻率。

這又令她難過起來。我必須轉移話題。

朵：我聽說在亞特蘭提斯時代，人們能夠運用心智做任何事。

英：他們誤用了他們的心智。他們很常使用水晶，他們使用水晶能量的光做許多工作。他們對這些很能接受，但他們不像**我們**那麼清楚瞭解這方面的知識。他們對光療的了解不如他們經常使用的水晶能量。他們濫用了水晶的能量。在亞特蘭提斯毀滅後，我們向他們示範正確的做法，並且淨化他們的心智。

朵：那獅身人面像呢？它跟金字塔是同一個時期建造的嗎？

英：是建在大約同一個時期，也許相距不到一千年。獅身人面像主要是亞特蘭提斯人所建，因為他們使用獅身人面像作為埋葬的地方。你們會發現在獅身人面像底下有許多小房間被作為埋葬地，或你們所稱的墳墓。這就是建造獅身人面像的目的，而獅子則是這些墳墓的保護者，這是亞特蘭提斯人的信仰體系。獅身人面像表現的是獅子的能量。獅子是萬獸之王，牠被認為可以保護墳墓並嚇走任何大膽的盜墓者。

朵：他們已經發現一些藏在獅身人面底下的房間。

英：還有很多很多房間待他們發現。至於紀錄殿堂，它不是在獅身人面像底下，而是在主金字塔下面。在那底下還有通道。有很多很多通道通往地心的遙遠地方，通往你們不知道的種族。你們透過這些通道可以到達居住在這個星球地表下的其他種族。

下一章對地下城市會有進一步的說明。

朵：現在管理金字塔的人並不知道這些事情的存在嗎？

英：他們有察覺到某些事，但是因為他們的信仰體系和宗教教條，他們並不想讓人們知道前世是存在的，不想讓人們知道他們曾經是其他的生命形式，不想讓人們知道他們的宗教不是最崇高的，而且除了他們自己的崇拜之外，還有其他形式的崇拜。他們也不想人們知道除了他們通往源頭的方式之外，還有其他到達源頭的途徑。

朵：他們知道地表下的入口嗎？

英：喔，他們知道。他們關閉了某些通道。有些是開啓的，但他們害怕把這事公諸於世。他們自己也害怕未知。

朵：所以他們並沒有讓大家知道有這些通道的存在。（對。）但是這些通道可以從金字塔裡面進去。

英：只能從大金字塔（指吉薩金字塔）進入。

朵：但是他們從來不曾親自探索過，因為他們害怕？

英：他們非常非常害怕未知。如果把這些訊息帶到西方世界，西方國家的人不會那麼……像你們所說的「膽小」。西方人不會害怕去探索，他們也許會有方法通過通道而不窒息或悶死。他們可以成功穿過這些通道，但是不這麼做會是比較明智的，因為這些通道非常、非常長，很長……很長。他們不想任何人知道有這些通道，第一個原因是會有風險，第二是因為他們的信仰。

朵：這些通道是你們的人建造的嗎？

英：是的，這對我們來說很簡單。我們只是用光的能量。我們的輸送形式也非常非常簡單。我們透過光。

朵：當你們建造通道時，有用到工具嗎？

英：我們並不一定要用到工具，我們可以只在心裡想像想做的事，然後用我們的心智去創造它。

朵：為什麼你們要建造這些通往地底的通道？

英：有個住在地表的種族想要體驗，他們是非常高度進化的種族。他們想離開地表上的瘋狂事。他們決心要幫助地球母親，因此進入地心去協助。因為，你知道的，地球母親是有生命的，她是活生生的存在體。所以他們是她的幫助者，也是她的助手。他們跟地球母親密切合作。他們是非常非常進化的種族。

朵：在此之前有任何人住在地表下嗎？

英：就我所知，沒有。這是我們來了以後的事。

朵：通道建好之後，有些人就想住在地底下？

英：是的，他們的頻率和振動讓他們無須和你們一樣需要實體的太陽。他們的身體感官有方法獲得光。

這部分請見第五章「隱藏的城市」。《地球守護者》也有相關說法。

朵：通道是在金字塔之前就建造的嗎？

英：通道是在金字塔建好後才造的，因為這不是要讓所有人都知道。只有少數被挑選的人知道。

朵：這些住在地表下的種族現在還有人存在嗎？

英：還有很多都活著，就像你我一樣好好的。

朵：他們曾經嘗試從通道上來到地面嗎？

英：喔，有過。他們非常非常進化。他們有上來和回去的方法和地方，這對他們太簡單了。他們使用不同的頻率和各種光療法來進行，因為他們懂得如何運作。

朵：聽起來這個地底下的種族接受你們教導的知識，而且保持它的純粹，而住在地表上的人卻污染了它。

英：是的，他們決定保持它的純粹，並在地球母親準備好要移動和轉變到更高層次的振動與頻率時，協助她的進化。她目前正在進行提升的過程中。

朵：這世界的其他地方有入口可以通往這些住在地底下的人嗎？

朵：就我所知，在某些金字塔裡有。我看到了猶加敦（Yucatan，譯注：猶加敦半島，在墨西哥東部），那裡的金字塔有入口。還有一個……我想是在玻利維亞。我們那時不稱它為玻利維亞，我們叫它另外的名字。

朵：其他人也造了這些入口，這樣他們就可以通往相同的地方嗎？

英：去地底的都是我們創造的種族。旅行的方式非常簡單，我們透過光的能量和光的頻率來旅行。不論人們在哪裡，只要需要我們的協助，我們就去那裡。建造在那裡的金字塔是要教導他們更高的層次，在此同時，我們也建造了這些通道，因為我們之中有些人需要跟他們一起和神聖母親（指地球）密切合作，協助她的進化過程。

朵：你說你在埃及生活了六百年，這六百年來你一直是那位女祭司愛西斯嗎？你說你們的發音不同。

英：是的，我一直都是，我是眾所周知，全世界都知道的愛西斯。我在許多別的星球也被知曉為愛西斯。

朵：但你並不想被崇拜，不是嗎？

英：因為我是愛西斯，因為我擁有的力量，以及我帶有的頻率和能量，就說他們信奉我，這是胡說。他們是尊敬我，把我看作是可以幫助和援助他們的人。這不是崇拜，比較像是尊敬。

朵：那麼六百年之後，他們有進化到你認為你可以離開的程度了嗎？

英：我們那時候已經透過通婚創造出夠多的人種，他們的頻率和能量的層次足以協助當時的種族，甚至當時的生態系統，為這個星球帶來平衡。所以六百年之後，我們之中許多以原本形式來到地球的就離開了，我們留下了通婚後的混種，還有我們創造的種族，繼續進行之後的工作。

朵：你們回去了天狼星？

英：是的，我們離開我們的物質身體，回到了天狼星。回到我們舊有的形式。

朵：如果你已經回家了，為什麼你決定現在要回來地球？

英：這次我們決定了應該要有**很多**人一起來到這裡，我們要彌補之前在亞特蘭提斯時代所做的事。這次我們要避免陸沈的發生。因為我們看到這一次有越來越多人覺醒，也許有些事會發生，因為，就如你們說的，債務必須丟到垃圾桶裡，所以這正是我們在做的事，清償債務。將負面搬上台面然後清除，這樣事情就會有更多的平衡，更多的和諧，以及更多的平靜。雖然將會有些問題發生，在地域上，人類會相互爭戰，但不要因此緊張不安或憤怒。保持在愛的狀態，並且相信所有的事都在神性的秩序中。也請相信，所有的事將會安好，也都會安好。事情不會像亞特蘭提斯時期那麼糟。這是許多曾在亞特蘭提斯的靈魂在這個時候回來的原因，他們要補償他們那時犯下的錯誤。

朵：埃及之後，你回到天狼星就一直待在那裡，直到現在這次轉世嗎？

英：是的，我一直在那裡。這是繼上次我來地球之後的第一次轉世。

朵：但你這次是以肉體出生的方式回來，是這樣嗎？

英：沒錯。但對這個肉體的形式來說，頻率和能量已經足夠了。原先只有我非常小的部分，一小片進入，在英格麗準備好要呈現我的本質後，越來越多的我便進入這個身體，與這個身體整合。

朵：你為什麼決定用投胎的方式來到這裡，而不是再創造一個身體呢？

英：投胎是比較好的方法，因為你們星球的頻率和振動層級跟我們不同。在大洪水之後以另一種方式簡單很多，因為當時人們在尋找答案，他們尋求神，而我們就以神的身分前來。

朵：所以現在進入一個嬰兒身體的方式是比較簡單的。

英：對現在這時候的頻率來說，這樣比較簡單，因為大洪水還未發生。現在發生的是不同形式的事件。這麼做不是要在大洪水之後才來，而是試圖防止洪水的發生。

朵：我瞭解了。我是在想這對你來說會比較辛苦，因為這樣的方式比較受限。

英：這是為什麼出生時只有一小部分的我進來（指進入身體）。我小時候經常望著天上的星星，要求他們帶我回家。我不懂這些人，我不瞭解為何人類會受苦。當我看到非洲的乞丐孩童時，我哭了。

朵：你用另一個方式會有大得多的力量和能力。你侷限在這個身體裡，一定覺得很受挫。

英：在很多方面都很受限。

朵：而你必須過著跟一般人類一樣令人失望沮喪的生活。

英：是很沮喪沒錯，但我必須學習人類的方式。我必須學習悲傷。我必須學習不同宗教的方式，必須學習人們管理自己的方式。我必須去真正瞭解人類所有的感覺和情緒，體驗他們所經歷的事。因此這必須用一種不同的方法來完成，因為在亞特蘭提斯大洪水之後，你們種族的人變得更多了。

朵：你說一部分的你，你的本質，進入小嬰兒的身體。現在有更多部分也整合進來了？

英：沒錯，越多越多部分正整合到這個身體。這個身體的頻率和振動也越來越提升了。她晚上一直在做很多事，我們在她的DNA，還有她身體的其它部分工作。她並不知道這件事，但我們在她睡眠狀態時，帶走她很多次，並且在她身上工作。稍早前，這個管道（指英格麗）跟你說她的脈輪一直在轉動，的確是這樣沒錯。當她躺下來或是處在一個安靜的狀態，或是與人交談時，她的振動持續在轉動並且一直在重新整合。現在她瞭解了發生在她身上的事……之前她並不瞭解。

朵：這也是她想問的問題之一：為什麼她感覺到腦袋裡的聲響和振動？

英：她現在瞭解了，她不會再質疑了，反而更能接受發生的事。

朵：有越來越多的能量合併進來，並且帶來改變嗎？（是的，沒錯。）這是為什麼當她第一次到埃及就有那些經驗的原因之一嗎？

幾年前，英格麗和旅行團去埃及旅遊，當她造訪愛西斯神殿的遺跡時，她有非常強烈的反應，強烈到嚴重影響她的身體，使得她不得不提早結束行程，返回美國。過了好幾個星期，她的身心才恢復到平常狀態，但是她一直都無法瞭解為何她會有這麼強烈的反應。這是她想知道的其中一個問題。

英：她被告知要重回她的道路，但她一直沒有這麼做。正如你說的，（緩慢和強調的口吻）她一直在拖延……這個字對我有些難發音。她一定要知道她必須做什麼，並且開始做她應該要做的事。

朵：但人就是會猶豫。猶豫是人性。

英：我知道。為了學習人類的經驗，她具有人類所有該有的感覺和情緒。某程度上來說，這讓她感到沉重，也已對她造成負擔。我想現在是她前進的時候了。她必須往前走。為了她好，她要對跟愛西斯的連結保持沈默，因為人們不會瞭解。

他們會誤解。他們會陷入自我本位來看待這件事。所以她不應該向任何人提到這件事。

朵：她只能跟她認為能夠瞭解的人分享。（對。）所以這是為什麼她去了愛西斯神殿會有這些反應。

英：對，當時她很多能量被啓動。她的許多部分也被啓動。因為她曾經以肉體形式居住在那個地區，她曾有部分的自己在那裡。她在那裡生活了非常、非常久的一段時間。所以當她到了那裡，她從那個頻率層次接收到她的能量，並且整合到她現在的身體。那其實就是她到那裡的目的，因為那是整合的一部分。她跟在那裡的所有能量整合。與地面、河流、樹木，她和當時的所有生命形式整合。

朵：這多少都觸發和啓動了能量。

英：她不會再回到埃及了，因為沒有什麼必要回去。要看世界局勢而定。中東地區有很多狀況，而且會有更多的事發生。

朵：那時候他們很擔心她的狀況，所以送她去醫院。

英：那一次她差點死掉，是我們讓她活了下來。

朵：因為她從那裡帶回太多能量了。（是的。）你能幫助她瞭解不會再發生這種事了嗎？

英：我們會盡可能幫助她。我們保證不會再發生這種事了。

朵：她在南非長大，為什麼她必須離開那裡？離開那裡是很痛苦和重大的決定。

英：這是神聖秩序的一部分。是靈魂的意願讓她來到「中心區」。是議會要她來這裡，因為這個國家需要愛的振頻。這個國家需要瞭解合一。需要瞭解愛。需要懂得尊重所有的生命，因為這個國家是地球上最強大的國家。

朵：所以她搬到這個國家，把她的能量帶到這裡是她命運的一部分。

英：這個世界真的很需要喚醒愛。很需要尊重其他人的處境，也的確需要製造和平。需要創造平衡。需要這些層次的頻率。你們不用因為需要石油而去殺害，不用因為權力和貪婪而去創造出某種情勢。你不能犧牲別人取得這些東西，只為了擁有更多金錢上的權勢、更多的貪婪和控制。現在是要去分享的時候，你們應該分享你們全球的資源。你們應該餵養飢餓的人。你們應該愛彼此。尊重和愛彼此。

朵：這很困難，因為那些擁有權力的人控制了所有資源。

英：我們正來到一個階段，在這個階段有許多生命能量進入地球。許多更高的頻率被注入地球。人們除了改變之外，沒有其他選擇。時至今日的所有僵化結構都將解體。這些結構將被打破和崩塌。它們將會因為光和愛的力量而崩解。愛的力量非常強大，沒有任何東西可以超越愛的力量。愛無所不在。你們所呼吸的就是愛，它瀰漫在整個宇宙裡。愛是創造一切的源頭。

朵：的確。能看到愛會如何擊敗權力結構會是很有意思的事，因為權力結構控制了一切。

英：他們會自我毀滅。他們會創造自己的失敗。他們將要為發生在他們身上的一切負責。

我們被告知英格麗的健康問題是因為壓力導致，壓力來源是她專橫的先生和不愉快的婚姻。這並不是業力，因為自從埃及那一世之後，她就沒有投生在地球。除了了解決來自前世的業力外，還有其他許多原因會使我們經驗與他人的負面人生。就這個案例而言，她是要學習處理人類能量。如我們所知的，有時這些會是負面經驗。當然，這對人們來說是困難的，因為在意識上他們並不記得或是沒有這方面的知識來幫助他們了解。

英：她必須了解人類的心靈、人類的行為模式、人類的謊言和欺騙，以及他們管理自我的方式。而她學習的方式只有一種，就是去經驗。

英格麗說話的模式變得片段和零碎。催眠剛開始時也是這樣，但之後就順暢了。聽起來她似乎是有用字的困難，好像這樣的溝通方式對她來說很奇怪。有時候她會把較長的字斷成好幾個音節來說，聽起來感覺笨拙也很不自然。催眠快結束時，她的聲音和說話方式才又恢復正常。

英：英格麗較常與**整體**的能量和頻率系統工作，她把神聖愛的能量振動帶進人類的頻率系統。只要把神性的愛帶入，愛就會瀰漫並取代其它。愛轉化一切。愛是世上最強大的力量。如果有人跟你說愛的相反是恐懼，不是的。愛就是愛。愛沒有相對立之物。記得，愛沒有對立面。愛就是愛。它是一切的答案。一切。無論哪裡有不和諧、哪裡有痛苦、哪裡有飢餓、哪裡有憂傷，請送出愛。不僅送給人類，而是送給所有生命。送愛給河流、海洋和森林。送愛給動物、鳥兒、蜜蜂、你所呼吸的空氣。送愛給整個宇宙，因為你是「一」的一部分，我們都是「一」的部分。沒有任何事物是分離的。

★ ★ ★

當我在研究女神愛西斯時，我發現與她有關的資訊正如英格麗所說當初她來地球做的事一樣。她制定婚姻制度，教導婦女碾磨玉米、紡麻織布等家事技藝。她引進農業和醫術。英格麗所說的，與後人對愛西斯的記載非常吻合，因為她說她是在亞特蘭提斯毀滅之後來幫助人類重建地球。她被視為是主要的女性原型，或是自然的豐饒能量代表。她是神聖母性，以及一切事物重生之后。她與月亮週期和豐收季節有關。她希望人類學習如何照顧地球。愛西斯體現的是女性的力量、深刻感受關係的能力、創造的行動，以及生計和保護的源頭。

我還發現與這次催眠吻合的另一件事，那就是愛西斯也被稱做 **Eset**，這個字的發音跟英格麗給的名字 **Ezi** 相似。如果把英格麗的腔調也考慮進去的話，這兩個字很可能是同樣的。

雖然愛西斯的影響力已經被遺忘大半，但她在現代宗教的發展上扮演很重要的角色。她在希臘—羅馬時代廣被崇拜，她是女性特質的化身。隨著基督教的興起，許多愛西斯的小敬拜堂被改成較大的教會。西元四世紀的時候，基督教在羅馬帝國建立了穩固的基礎，愛西斯的敬拜者創立了聖母（Madonna）教派，以便讓愛西斯的影響力持續下去。有些早期的基督徒甚至稱他們自己為Pastophori，意即「愛西斯的牧羊人或僕役」，這可能是牧師（pastor）這個字的起源。愛西斯哺育兒子荷魯斯（Horus）的古老圖像，數世紀以來激發了許多聖母與聖嬰的畫像靈感，包括宗教藝術裡的「聖母與聖嬰」。也因此愛西斯與嬰孩荷魯斯的形象就產生了後來的聖母瑪麗亞懷抱著襁褓中的耶穌。

第五章 隱藏的城市

二〇〇一年的夏天，我到田納西州孟斐斯市（Memphis）的聯合教會演講，並在當地一間有廚房的汽車旅館停留一個星期為個案進行催眠。

做這類工作，你必須要有遇到意外狀況的心理準備。尤其現在當我進行催眠時，這樣的情況變得越來越常見。個案在催眠時不會進入一般認為的「正常」前世，這就好像是在告訴我們，人們必須要覺察到他們比自己所能想像的要宏大許多。他們多采多姿的靈魂生活遠超過自己可能意識到的。也許我們已經來到人類歷史上必須察覺到自己其他部分的時候了。

我的個案在催眠狀態下到了別的星球、其他次元，或是生活在失落已久的文明，都不再是不尋常的事。不論他們去了哪裡，我問的問題都必須跟他們描述的內容有關，因為他們會在催眠時看見這些事，必定是因為這些對他們的現世生活和目前的成長與理解速度是相關且重要的。

瑪麗也是這樣的情形。當我指示她走下雲端，她立刻開始描述環繞在她周圍的事物，我完全不必做更多的導引。瑪麗所描述的情景並不是我熟悉的歷史。她發現她身在一個難以置信的巨大建築物裡。建物裡面是許多有著高聳天花板的大房間，她並不熟悉這種建築風格。建築非常特別，有許多巨大的木門，木門上面還有難以置信的美麗雕刻。當她從一扇大窗戶往外望向庭院時，她看見一個湖，湖上有著看起來像是東方風格的小橋。這棟建築的規模非常大，而且是無法形容的美。這裡的一切看起來都是經過精心設計，色彩莊嚴高貴並且豐富飽滿。

我請她形容自己，她說她是男性，身上穿著一件製作精美的漂亮長袍，衣服的質料看起來像是絲絨材質，顏色有紅和黃。她說她頭上也戴著頭飾，但她自己看不到，她的鞋子是由某種木頭做成。

當我請她看看自己是做什麼工作時，她發現自己在這個巨大建築物裡的其中一個房間。

瑪：我相信我是個僧侶或屬於某種宗教。這裡還有其他人在，他們的衣著比我樸素很多。不完全一樣，簡單些。這個房間裡到處都是書，有各種大小和形狀的書，塞滿了整個房間，從地板到天花板都是。到處是書。書和檔案／紀錄。

朵：是那種你可以翻開的書嗎？

我想要區分是書還是卷軸。這可以幫助我判別年代。

瑪：是可以翻開的那種。我現在是在一個比較高的層面往下看這個房間。有人在較低的樓層忙來忙去的。

朵：這個房間聽起來像是某種圖書館，對嗎？

瑪：確實像是圖書館。我想這些人裡有些是管理書的。他們似乎是在做研究，或在記錄。這裡感覺像是保存知識的古代殿堂，有著數量龐大的收藏。非常龐大。

朵：如果他們在管理書，那你的職責是什麼呢？

瑪：我不太確定。我現在也看到一些石牆。（突然知道的口吻）我好像是在地面下，這裡是這個巨大建築物的另一個部分。這裡讓我懷疑這整個建築物是不是都在地底下。

朵：嗯，稍早前你說你看到一個湖和一座橋。

瑪：我在懷疑這裡可能是一個很大的地底城市。感覺很像。我的第一個印象是這裡是我們所想的香巴拉（Shambala）（她說這個字時有困難），或是香格里拉（Shangri-La），或是跟這些差不多的地方。因為這裡非常大，可是石頭、隧道和階梯都讓我認為這裡是隱藏起來的。雖然這裡有光和水，但這整個地方很隱秘。而且我看見隧道。這個地方像是被隔離起來。很隱密。這是為了保護。保存這裡的紀錄。

過去這幾年我的回溯工作常出現的其中一個主題似乎是：我們是資訊和知識的累積或記錄者，而我們的主要工作就是以各種形式來保存這些資料和知識，甚至以密碼的形式儲存在我們的DNA或潛意識裡，如此一來這些資料和知識便不會被遺忘。在事物的設計中，知識似乎非常重要。也許是因為源頭或神需要我們盡可能地累積所有的知識。外星人也在累積知識與資料，這就是植入物（尤其鼻腔裡的植入物）的主要目的之一，為的是傳送和記錄資料。而我探索得越多，就越發現所有的一切都被記錄。這點在其他章節會有更多的說明。

朵：你是說把紀錄放在地底下。這個地方安全嗎？

瑪：是的，這個地方很安全。地面上有金字塔，但這裡是在很深的地底下。我看到一座金字塔，我現在也看到一座很高的山脈，所以這不可能是我們熟悉的金字塔。這個地方是在山裡面，有階梯通到這裡。這裡有不為人知的事物……被藏在這座山裡。金字塔是在山裡（驚訝）。這是個太空站。太空站裡別有洞天。

朵：你說的階梯是在山裡面？它們通往哪裡？

瑪：它們通往這個隱藏城市的入口。

朵：所以金字塔是在外面，但入口是通往山裡。

瑪：對。重要的不是金字塔，雖然它被以為是重要的，但其實重要的不是它。重要的是金字塔附近、後面以及下面山脈的東西，那裡面所藏的東西。

朵：金字塔有任何功用嗎？

瑪：沒有。它只是個標記。

在愛西斯女神那章，她提到通往地底城市的隧道入口是在金字塔附近。

朵：你說它是一個太空站。

瑪：沒錯，在很久前，當它最初被建立的時候是個太空站。我看到一個很巨大、很巨大，很深、很深、很深的入口進入地面下。這個地方是造出來的。(停頓很久)

朵：你看到什麼了？

瑪：我看到一個難以置信的巨大、非常深的裂隙通往地裡，我也知道有太空船會開進這個裂隙裡面，他們運送補給品。他們運載人和材料。他們在建造地下層。這個裂隙看起來就像是火山口，只是我不知道有多大。這個入口一直往下，我開始看不到東西了，這裡好暗。這是他們進到入口的通道，他們運送建造地下層的補給物。當我近距離看這個巨大的裂口時，它像個火山，通往一個巨大的開口。

朵：建地底城市是為了不讓人們發現這個地方嗎？

瑪：對，這是很久以前的事了。那時原始人住在另一邊的山谷。他們住的地方像簡陋的小屋，他們是當地的住民。他們很害怕。天空會出現很多奇怪的東西。

朵：這是他們害怕的原因？(對。)你說他們載人和補給品過來。

瑪：對。我們必須進去裡面了。我剛才看到的洞穴，當你下去得越深，你可以看到最下面的盡頭有光。

朵：他們找到了在地底下照明的方式？

瑪：這是來自別的地方的科技。不是地球的科技。

朵：為什麼他們會選擇來這裡，然後在山裡面建造這個城市？

瑪：有戰爭正在摧毀這個星球。

朵：這個戰爭是發生在地球上嗎？

瑪：對，我相信是的。戰爭毀壞了地表上很多東西，是很嚴重且廣泛的破壞。

朵：這群人是跟當地居民打仗嗎？

瑪：不是，打仗的都是外來者，他們很邪惡……很壞……他們很卑鄙。他們來到這個星球。他們非常殘忍兇猛。力量強大。

朵：另外那群人一開始就在這裡了嗎？

瑪：不只一群，有很多很多團體。其中一群……（停頓很久）

朵：你看見什麼了？

瑪：我看到一個畫面，像是湖面上的冰河。還有……好像有艘太空船，很奇怪的形狀，跟我在「星際大戰」電影裡看到的都不一樣。長長的，很光滑。它的附屬部分很不同。

她觀察的時候，停頓了很久。我通常這時候就會覺得挫折，因為我看不到她看到的東西。她在試圖形容看到的影像。

瑪：他們在附近做事。好像有某種……我不知道我看見的是什麼。它像是間廠房，某種工廠。我感覺他們是在取走資源。他們在採礦，有一個好大好大的機器……我看到一些東西，可是我不知道那些是什麼。

朵：你說他們在冰河附近？

瑪：冰河在很高的地方，但是有一些開始流到地勢較低的山和山谷。

朵：那就是他們採礦的地方？（是的。）這跟你剛剛說到的戰爭有什麼關聯？（停頓，沒有說話）你說有好幾個團體。

瑪：我看到像是飛彈的東西發射了。我看見冰河產生是因為這些戰爭。我看見驚人的光。這個星球的表面大多被這個光摧毀了。驚人的爆炸。很多人搭太空船走了。有些還住在地底下。很多東西都被摧毀了。

朵：你說冰河產生是因為這個原因？

瑪：沒錯。他們做的事引發了陸沈和陸塊浮升。白天變成黑夜，氣溫變得寒冷。破壞……毀滅……大規模的破壞。我知道我是來這裡幫忙的。我來保護這些紀錄。

朵：這是為什麼他們要搬運這些紀錄。

瑪：對。為了保護這些知識。

朵：他們從哪裡拿到這麼多要存放在這個大圖書館的資料？

瑪：這些知識是我們甚至從來不知道有過的。地球曾經有過很興盛的文明。亞特蘭提斯。雷姆利亞。我們從別處得到的技術。還有DNA是如何與人類的DNA混合。

朵：這些都是紀錄的一部分？

瑪：對。都在這個不可思議，難以置信的地方。

朵：而你的工作就是保護並看守這些知識？

瑪：我不是很確定。我並沒有記錄知識。我不是在照顧。我想我是個顧問或……（停頓很久）我看到自己走在一個明亮的階梯，階梯不高，很窄，它通往某個空間。這裡光源充足。這個房間裡有水晶。（停頓）其他生命體跟我在這個房間見面，他們從光裡出現。他們沒有身體，他們可以形成身體，他們非常非常美麗。（停頓許久）那裡有一個球……很漂亮的顏色，而且發出光芒。我覺得他們在和我溝通。（停頓很久）就好像我是他們溝通的管道，他們先跟我溝通，我再告訴其他人。

朵：可是你有身體，他們沒有。

瑪：我確實有身體，而且我住在地底下。

朵：你剛才說你看見他們建造地下室時搬運東西，現在顯然已經建造完了，你是這樣說的嗎？（沒錯。）你們可以再回到地表並在那裡生活嗎？還是你們必須一直住在地底下？

瑪：有些人會回到地面上。有些會選擇繼續住在地底下。地表不久後將會回復到適合居住的程度。

朵：這些是地球的紀錄嗎？還是來自別的地方？

瑪：都有，是所有的知識。

朵：這些生命體將知識帶到地底下，以免被摧毀，是嗎？

瑪：他們充滿了愛，他們是來幫助並教導我們。我想我是他們的代言人。

朵：他們害怕當地面發生戰爭時，這些都會被摧毀？

瑪：對，這麼做是為了保護我們。保存這些資料在日後對我們會有很大的幫助。

朵：他們也把人類帶到地底下嗎？

瑪：是的。地底下有很多不同的生命體。

朵：他們是什麼時候建造這座美麗的城市？是在亞特蘭提斯毀滅之後嗎？

瑪：是在毀滅前開始建造的。當時大家都知道亞特蘭提斯的毀滅無可避免，而且就要發生了。暴力和破壞已轉移到其他地方。城市的建造和紀錄的累積很早就已經開始了，甚至早於亞特蘭提斯。早在亞特蘭提斯之前很久。

朵：我聽說在亞特蘭提斯之前和之後都有許多的文明。

瑪：在亞特蘭提斯時期有非常高度進化的城市，也有很原始的地方。我現在看到外面的世界了。我看見有門通往一個城市，這個城市被群山環繞，但它是在水邊，在地面上。另外一座已經在那裡的城市是在地底下。

朵：在地面上的那個城市是人類建造的嗎？

瑪：那是比我們現在還要進化的人類所建造的。那座城市的人口較多。地底下那座城市則位在人口稀少的地區。人類和外星人確實在這裡生活和共存。有些外星人是來這裡幫忙的，有些是來征服。有部分人類變得更進化，其他的還非常非常原始，比較像動物。有一個地方的人類被非常惡劣地對待。非常可憐。他們是變種人。

朵：如果從時序來看，這是在亞特蘭提斯的時期嗎？

當然，我想到的是亞特蘭提斯時期半人半獸的變種人。我不知道這是否是她說的那個時期。

瑪：有一個比較早，但這兩個的時間很接近。（停頓很久）議會！有個議會在開會討論要阻止那些邪惡勢力。很大的會議。這是銀河會議。很多銀河，很多人參與其中。

朵：他們想要阻止製造變種人的那群嗎？

瑪：沒錯，他們造成很大的破壞，而且控制欲很強。他們的行為非常殘忍。這兩個時間非常接近，很難給出一個確切的間距……也許是差十年吧。這個世界的一區非常進化繁盛，另一區則非常原始，那是被掠奪和開採金礦的地區。這群人很好戰，他們想隱藏他們的行為。這兩個地方很近，但不是在同一區。他們被發現了。高層議會在討論這件事。他們不喜歡這群人的作為。我看到一個大桌子。很多的討論。

朵：他們有做出決議嗎？

瑪：有，他們決定必須保護這個地方，阻止這群人的行為。（停頓很久）他們要這群人停止並且離開。這群人的領導者，這個發言的人，身上穿戴很多金屬，頭飾看起來很像鳥。他們沒有把這個議會看在眼裡，他們說他們也擁有這個星球的權利，因此拒絕離開。他們帶了武器過來。我看到一個太空站。地面上有武器。他們要佔據這個地方。他們已經做好攻擊的準備，他們是好戰的，所以也做了許多防衛。

朵：他們不認為他們必須遵守議會的決議。（對。）（停頓）你可以縮短過程的時間，告訴我他們的行動結果。後來議會決定怎麼做？

瑪：他們決定把大家遷移到一個安全的地方。威脅已經很明顯，會造成很大的破壞。他們採取很多行動遷移民眾並重新安置，但是一切都發生得太快了。

朵：可是負面的那方難道不知道如果他們開戰，就會毀了這個地方？他們來這裡不就是為了這個地方的資源？

瑪：他們真的，真的沒有這麼想。已經有大規模的破壞發生。很多星際間的戰爭。

朵：所以他們不認為這樣會破壞了他們當初來這裡的目的？

瑪：不。造物主給了生命自由意志，他們（指負面一方）允許黑暗面流動。這是被容許的（因為自由意志）。因此在光的那方決定採取堅定立場後，地球進入一段非常黑暗的時期。戰爭的結果是地表上很少人生還。非常少。有些地方被保護了，但大部分的地方被摧毀。鄰近的其他星球也被波及，事實上是完全被毀滅。這不只是地球的戰爭，這是這個星系的戰爭。

朵：有哪些星球受到影響？

瑪：在這個銀河，這個太陽系裡，火星受到了嚴重影響。它原本不是像現在我們看到的那樣荒蕪。

朵：我們被告知火星會這樣是因為火星上的戰爭。

瑪：這些戰爭是有關聯的。有些破壞是因為星際戰爭的緣故。

朵：所以不是因為地球發生的事的影響。你的意思是戰爭是發生在同一個時期？

瑪：我的理解是這樣。有很多群體涉入。我感覺我是十二人議會中的一員。我不知道我為什麼說是十二人議會，因為在這會議桌上不只十二位。

朵：也許這十二位是最重要的成員。

請注意，在《地球守護者》一書，最初透過菲爾提供資料的團體說他們是十二人的議會。

瑪：我是在這之間負責聯繫的。我被指派去看顧這座地下城市已經有很長很長的時間了。

朵：地面上的破壞並沒有影響到這座地底下的城市？

瑪：沒有，這座地下城市很安全。它現在仍然存在。

朵：讓我告訴你我從工作中得知的事；亞特蘭提斯之所以會沈入海底是因為他們的科學家做了不該做的事。

瑪：許多亞特蘭提斯的人後來變得邪惡，轉向了黑暗面。他們不是一直這樣的。他們濫用能量引發了星際戰爭，這些全都有關聯。

朵：所以那些負面的生命體跟亞特蘭提斯的人結盟了？

瑪：對，很多人陷入黑暗那一方。這都是發生在同一時期，或許早一些。在光裡的許多人有先見之明，他們具有我們今天所不知道的偉大能力。（停頓很久）這一切原本是可以被阻止的，但這樣就會違反了自由意志。允許自由意志發展，讓原本如何就是如何是必要的……。現在億萬年已經過去，將會有許多許多的知識出現，會有許多許多的改變發生，會有許多事將被知道。

朵：我向來認為亞特蘭提斯人是咎由自取。

瑪：當時發生了很多事。他們受到那些負面、黑暗的影響才開始那些實驗。就好像他們忘了自己是誰，忘記了他們的教化。他們變得沉陷於物質的世界，也因此開始失衡，導致所有的破壞發生。

朵：你的意思是他們和負面的一方合作？

瑪：是的，他們受到黑暗界的誘惑。

朵：所以那些負面力量幫助他們，給他們知識？

瑪：沒錯，他們受到誘惑。

朵：但議會雖然知道這個情形和後果，還是讓這場戰爭發生。

瑪：因為這跟他們的自由意志有關，也必須讓他們去學習。意識深入到黑暗之境去學習，去探索。……我一直看見一個很大的東西在轉動，像是一個輪子，但不是輪子。像是看到一個太陽系轉了一整圈。

朵：像是循環嗎？(是的。)所以在這次的毀滅後，經過了很長的時間，地表才又出現生命和文明？

瑪：是的。有些原屬地球的生物被送回地球，然後他們開始了新的文明。就像是一切重新來過。

這部分會在本章後面提到。我曾有位個案在催眠時看到他的前世和許多人在一場大災難發生前被帶離地球，之後又回到地球重新開始他們的生活。

朵：你說這個災難也造成一些冰河形成。

瑪：是的，這個災難改變了地球。

朵：不是也有一些帶著這些知識的人生活在地球表面嗎？

瑪：是的，沒錯。但知識被隱密地傳下來，因為害怕……那些想要權力和控制的人總是……黑暗勢力回來了。在地球復原之後，小部分的黑暗勢力也回來了。他們和政府們／政體合作。他們不一定是人類的樣貌，有些是類人類的形態，有些看起來是爬蟲類長相。有些是外星人和人類的混種。他們回來了。許多人以為黑暗界已轉向光，然而他們仍有人企圖去控制和爭奪權力……有些事情我好像不被允許看到。我只能說到這裡。我不瞭解為什麼我不能知道確實的時間，我只看到影像。而且我一直有種我是聯絡人的感覺。

朵：沒錯，我也曾被告知我們還沒有準備好知道某些事。我們不被允許知道。必須依時間進程。但是你覺得你現在看到這些是因為事情又要重來一次了嗎？

瑪：是的。會有許多美好事物到來。會有改變發生。黑暗的地方將會有光。像……矩陣……我們看不到眼前的東西……就像是透過一層面紗在看。眼前是扭曲的影像。被扭曲的資料。這會改變的。

我接著要求跟瑪麗的潛意識說話，想要問出更多她不被允許看到的東西。

朵：為什麼瑪麗會看到這些？我們在尋找跟瑪麗的問題有關的重要事情，當然這些事意義重大，可是潛意識為什麼選擇在這時候讓瑪麗看到這些？

瑪：她向來覺得跟亞特蘭提斯有連結。她曾經在那裡。是真的。亞特蘭提斯確實存在過。

朵：但她看到的是她跟地底下的城市比較有連結。

瑪：只是一段時間。她是去那裡監督管理。聯繫。她一直在那裡（指亞特蘭提斯），她是被挑選出來負責這個任務。

朵：她的工作是看管這些知識和隱藏的紀錄。（沒錯。）但為什麼她這次會看到這些畫面？這跟她現在這一世有什麼關聯？

瑪：（大嘆一口氣）她感覺到很多事，但她也一直害怕知道某些事。一些她還沒心理準備的事情，還有一些是時機未到而不能知道的。

朵：潛意識很有智慧，它知道什麼時候該讓什麼事浮現。這是不是意味她在現在這一世會遇到跟這些有關的事情？

瑪：有個溝通管道。有扇門，或者說是入口，一個開口，她的手有部分已經伸進去，但她還沒跨入。她把手伸進去又伸出來。透過這個入口，她與她的指導靈、天使連結。連結並交流彼此的意識，與彼此合一，彼此融合。這扇門、這個入口將會開啓，她會看到她一直渴望看見的：她記憶中的靈魂世界，看見其他的次元。她在離開擔任聯繫工作的那個地方之後，選擇來經驗地球人世。很多靈魂選擇以肉體的方式來到地球。

朵：他們決定來這裡幫忙？

瑪：是的，他們有選擇。他們可以不必這麼做。

朵：但她仍然保有記憶，知道不只是這個物質世界，知道許多事是超越肉體／物質之外的。你的意思是這樣嗎？

瑪：我們都是永恆的。還有其他的人世／生命。其他的次元。其他的實相。

朵：瑪麗剛才提供的戰爭和地下城市的資料，我可以使用在我的工作上嗎？

瑪：是的，你可以。未來你會得到更多的知識，這會讓資料更完整。有些缺少的資料現在無法給你，但以後會給。你將瞭解得更清楚。你現在已經在寫，也已經寫了一些。這一切都在進行中。你將會獲得更多資料和知識。雖然目前還不清楚這些資料會從哪裡來，但有道門已經為你開啟，它將帶引你到知識的泉源。現在這個時候門是關的，這跟你將來會被允許進入並獲取資料的門是同一個。你可能會透過別的存在體來到這裡，也可能是你的指導靈帶你的靈魂到此一遊。這是一個真實且美妙的地方。門目前是關上的，但它會為你打開，歡迎你來訪。

朵：在地底下的那座城市現在還在嗎？

瑪：是的，它還在那裡。

朵：那些資料和圖書館都還在？

瑪：是的，都還在。有很多、很多完整的地下城市都存在著。

朵：我很開心知道它們都還存在，對我來說，知識被摧毀是很糟的事。（沒錯。）我的工作就是要努力把這些失落的知識找回來。

瑪：是的，是這樣的。這是你的任務。你的任務也是要幫其他人憶起這些事（知識）。

朵：他們就是這麼告訴我的。不是去找到更多，而是憶起更多。

★　★　★

三年過去了，他們是對的。我自二〇〇四年在阿肯色州的亨茨維爾市有了間辦公室之後，固定有個案來催眠，更多資料開始透過個案傳來。

包伯在妻子過世後，從北部搬來這裡。他來的時候只帶了書和狗。他在湖邊買了房子，原先的屋主留下她所有的家具給他。包伯在這個新地方開始了他的新生活，雖然他在這裡一個人都不認識。

包伯酷愛閱讀，尤其是玄學方面的主題。他喜愛收藏一些很特別、獨一無二的書籍。我相信透過他的催眠所得到的資料很難從其他地方獲得，但我不認為這是因為他下意識受到所讀的書的影響。

在催眠剛開始的時候，他有困難看到畫面。雖然他感覺自己是站在一個像石頭一樣硬的東西上頭，但他只看見周圍一片灰暗，除此之外看不到任何東西。在試了幾次啟動他的觀想力後，我請他想像他的指導靈或守護天使的樣子。他看見一個金髮女子身上穿著一件飄逸、閃亮的藍色袍子。他跟她在一起感覺很自在，他同意讓她帶他去某個適當的地方。他牽著她的手，她帶領他往下穿過一個入口，進到了一個地底隧道。出了隧道後，出乎他的預期，他看到一個很不尋常的地方。

包：我們在一個很大的開放空間裡，但是我可以感覺有個屋頂在我們的上頭。距離很遠。感覺像是在一個洞穴裡。一個很大、很大的山洞。裡面的光線很柔和。到處都有樹。我感覺這個地方很和善。這裡有許多非常美麗的建築物，各種柔和的色彩。這裡有樹、草坪和花園，有漂亮的花，動物到處跑來跑去。

朵：這些都是在地底下嗎？

包：（興奮的語氣）對！對！對！光線很亮，光像是從一個中央太陽散發出來，不刺眼。它不像我們在地表看到的太陽那樣明亮，它的光是比較灰色調，但是很美。這裡的建築物和景觀就跟在我們的陽光下看到的是一樣的。這裡的氣溫維持在大約華氏72度到75度之間，永遠不會熱。這裡會下雨，但當然是設計好的。

朵：嗯，地底下有這樣的地方，聽起來很不可思議，不是嗎？

包：嗯，這裡已經存在好幾百萬年了。他們現在的科技遠超過我們，可以讓我們某些人經常往返這個地方，但我們卻從來不知道我們來過這裡。我就是經常來這裡的其中一位。

朵：你剛才說地底下也有動物？

包：喔，是的，沒錯。這裡有很多我們在地球上常看到的動物，但也有很多是讓人們感到疑惑，一些很少見的，譬如像尼斯湖水怪這種人們驚鴻一瞥的動物。牠們是從地下通道來到地面。牠們偶爾會游進通道，來到地面上，因為牠們是水陸雙棲。

朵：所以地底下也是有水的。

包：喔，沒錯。事實上這個星球地底下的水和地表上的水幾乎一樣多。這些水是來自地殼多處的裂縫，而有些，當然了，是來自星球兩端的開口。

朵：你之前說地底下有一些城市？

包：是的。任何你能想像的東西，包括全宇宙最厲害的電腦之一。這裡的東西遠遠超過地表上的一切。

朵：那看起來是什麼樣子？

包：事實上它不是像我們在這裡看到的那麼一小塊東西，以字面來說，它有好多英畝、好多英里那麼大，而且是獨立運作。它儲存宇宙所有重要的知識。你可以沿著這些漂亮的花園小徑行走，就像是走在二十英畝大的農場一樣。這裡有花床，一叢叢的玫瑰花和各種異國風味的植物。你可以沿著這些花園小徑走到各種不同的園地或花圃。你會看到一個升高的椅子，或者應該說是躺椅。你爬上去躺椅就像是要爬上一個吊床。這個躺椅並不會搖動，它很平穩，但是當你坐上去並把腳放在上面，然後身體往後靠的時候，它會像香蕉皮一樣把你包起來。這其實是台機器，你可以問它問題，然後你就自動到了宇宙裡任何你想去的地方。它也是一台學習的機器。它會教導你任何你需要知道或想要知道的事。它也是一台虛擬實境的機器，可以讓你旅行。你可以使用它作為運輸的工具。如果你不想進行虛擬旅遊的話，你可以爬上小階梯，進到他們所說的「入口」，基本上地表上的人稱為「星際之門」。進入之後，你就可以傳輸自己到任何你想去的地方。你帶著你的身體一起去，然後回來。這裡也有相互交錯的高速隧道，就像蜘蛛網一樣密集，在地球內部穿梭的列車時速超過三千英里。這個速度在這裡非常普遍，只花個一小時就可以到達目的地。這只是我們所知的宇宙裡的一個星球而已，但這就是大致的情形，因為星球都是空心的，大多的星球裡面都有文明存在。我們有大規模的星際艦隊定期在各個世界來回。有時候你可以看到他們，但通常我們有所謂的掩蔽裝置，這個裝置就像你在電視上看到的科幻影片裡的「克林貢隱形裝置」(Klingon cloaking device)。所有的飛船都有這個裝置。這是基本的程序(指隱形)。

朵：為什麼會有人想要住在地底下而不是地面上？

包：這樣比較安全。還有次要的原因。地球上有所謂的「頻率」阻隔。這個頻率阻隔現在正在變小，因為地球已經來到一個接近改變為新頻率的時刻，基本上所有的人都在等待這個即將到來的改變。這也是其他星際族類對地球感到興趣的原因。我們可以來這裡觀看這件事的發生。你們不見得可以從地球的測量儀器測量出來，但我們覺察到了。我們可以用我們的儀器測量，我們的儀器比你們的精密許多。所以我們都在等待，因為很快就要來臨了。

他說的是頻率改變後隨之而來的新地球的誕生。請參考第三十章（《迴旋宇宙2下》）。

朵：但我們不認為地球是空心的，因為我們認為地心裡有岩漿。

包：這只是為了讓你們這樣相信而編撰出來的小故事而已。他們告訴你們各種不實的事。事實上你們行星的表面是八百英里的厚度，在這之下是完全空心。我們在地底下的太陽直徑是六百英里，它是在好幾百萬年前被帶到地底下並裝置在那裡。……在地底的人還是會在星球內部。這次頻率改變事件不會影響到地心，只會影響地表的人類。地球的磁力是來自這八百英里厚的地殼，而非地心。地殼岩石的相互摩擦產生了你們的火山。地心是中空的，當然，這裡也有我所說的太陽。其他行星的構造都是類似這樣。地殼岩石的相互摩擦擠壓形成了你們的火山。你們的火山都是在地表下，也許有一些深兩、三百英里，但並沒有深到地球中心。地球的中心並沒有磁性。因為如果有的話——我並不能為這方面的事發言——但我會懷疑，如果另一個星體進入太陽系，當它掠過地球時，就會發生像這樣的事（他的雙手相互碰擊）。

朵：向內爆裂。

包：不，不是。你會有像磁性一樣的吸力，會像磁鐵一樣把具有實心的熾熱地核的行星吸過去，而且不會鬆開。當另一個星體掠過地球時，它會被地球其中一端的磁力吸引，不管是哪端都像是磁鐵。就如北端會吸引南端。如果地球是實心的話，兩端就會連在一起，鬆不開了。但事實上，引力不是那麼強，但還是會使得星球翻轉。不論哪方的拉力較強，都很可能會使星球往拉力強的那方傾覆。

朵：你在地底下有過很多世嗎？

包：我在這個星球的人生曾經有幾次是在地底下。你知道，在地底的生命很不一樣。在行星裡面，如果你想的話，你可以活永遠。事實上我大部分的轉世是在其他地方。

朵：別的星球嗎？

包：是的，你會一再轉世，看你需要完成什麼。這整個宇宙就像是一個超級大型的學校。你從一處到另一處學習，看你需要學習什麼。

朵：你在每個地方都待很久嗎？

包：看你要完成的課程或正在進行的事，也就是看你的計畫需要多少時間。而且不要忘了，我們之中有一些已經好幾百萬歲了。嚴格說來，我們是永生的。

朵：所以回到地球就像是回到幼稚園一樣？

包：是啊，但有時候你這樣做是在複習課程。(笑)這麼做真是糟糕，因為在宇宙可是有無數件你可以做的事。你可以探訪各個星球、嘗試各種生活形態，以及各種各樣的事，你可以做的事是無限的。我作為包伯的這世非常低調，這一世給了我機會去放空，休息，讓事情順其自然。有點像是坐在一旁觀察，看著人們。這是假期。我做的是其他人在假期會做的事。我是個觀察者。

第六章　逃離亞特蘭提斯

我發現好幾個個案都提到逃離導致亞特蘭提斯毀滅的大災難。雖然這個劇變影響了整個世界，但不是所有人都因此死亡。許多人成功地橫渡海洋，到了其他國家，並在完全不同的環境裡嘗試保留他們的生活方式。以下便是一個例子。

瑪莉是一家醫院產科的護士，二〇〇四年她來到我位於亨茨維爾的辦公室。她和其他人來找我的目的一樣，也是來尋求自己問題的答案。然而這次催眠經歷的並不是一般的前世，而且一開始似乎跟她現在這一世沒有任何關聯。當她走下雲端，她說她漂浮在大海的中央。

這種情形有幾種可能：她可能是個海洋生物，也可能是正在游泳的人，或是正瀕臨死亡的溺水者。然而，她的聲音並沒有顯露出即將死亡的任何恐懼。

當她環顧四周，她看見自己在一艘小船上。「海洋現在是平靜的，我感覺將會起變化，但之後會再回復平靜。我看到一望無際的海，除了水，沒有其他東西。這是艘木製的船，不是很大，可以載三或四個人。我感覺我們在一片汪洋裡，我們不太能控制要去哪裡，我們只是在漂流。我想我們有槳，可是在這片大海，這麼小的槳並沒有多大用處。我們就這樣隨著洋流一直漂，看洋流帶我們到哪裡。」

朵：所以你們並沒有要去某個特定的地方？

瑪：我覺得我們好像是要離開某處，試著找一個安全的地方。

朵：你知道你們要去哪裡嗎？

瑪：不知道。就看船漂到哪裡。我們沒有選擇。

　　船上有另一個人。她說：「我覺得是跟我很親近的朋友，一個親近的夥伴。我不太確定他是男性或女性，只知道是跟我關係很密切的人。」她看見自己是一個穿著粗衣袍子，繫著繩索腰帶的中年男子。

朵：你在船上做什麼？

瑪：我覺得我們不得不離開，而且……我感覺我是來自亞特蘭提斯或雷姆利亞，我們的島快要沈沒，我們必須在還來得及之前離開那裡。

朵：你認為一艘小船會安全嗎？

瑪：我們沒有什麼選擇，許多人已經離開了。我們是自願搭小船的，因為其他人搭了大船。大船絕對會比較安全。我們知道即將發生的事，所以必須離開。我們讓其他的人先走。

朵：你們離開時有發生什麼事嗎？

瑪：已經持續一段時間了，我們知道我們的世界將不再存在，因此做了一些準備，帶著我們需要的東西離開。我們不希望整個文明就此終結，所以帶走了對這裡的記憶；一些資訊和水晶，這些東西在新世界可以幫助我們。

朵：這些是你們使用的東西？

瑪：是的，這些是我們文明的一部分，如果我們要重建新的生活，我們帶的這些東西對我們會有幫助。

朵：你的工作，你的職業是什麼？

瑪：我在神殿工作。（停頓很久）我的時間都用在學習使用能量，以及讓我們的世界對不同的生命形式來說都變得更美好。我療癒和幫助別人。我地位並不高，我仍是學生，但我很有進展。我在學習，同時也在教導。我可以幫助別人。

朵：和你一起在船上的人也是學生嗎？

瑪：他們也是在神殿裡跟我一起工作。他們像是助手。

朵：你被教導如何使用能量，而且也在使用了？

瑪：對。學習水晶和能量的使用，還有如何創造事物和改變情況。學習如何療癒，如何幫助失去平衡的人。我有能力做到這些，但還不算專精。我當時仍然在學習心智與當下能量的組合，學習改變它，並協助使它成為物質形式，然後它就可以用在全體的利益，用來幫助整個社區或甚至個體，或是讓後來的學習者使用。

朵：你運用能量在正面的地方是很好的事。

瑪：是的，我越來越熟練了。如果有需要，我能夠影響天氣的模式。但是，我之前說過，我的興趣是在幫助人們，治療他們的身體或心理上的病痛。

朵：他們會來神殿找你？（對。）你如何治療他們？

瑪：有時候我們使用水晶，有時候我們只是透過觸摸來操控能量。有時候我們甚至不必碰觸他們，只是用雙手就可以把能量帶給他們。

朵：所以這些水晶是非常有力量的。

瑪：沒錯。這些水晶可以放大你送出去的能量，強化這些能量。有時候水晶可以協助將能量轉為正面。

朵：你說你可以控制天氣模式。你為什麼會想這麼做？

瑪：如果有段時期因乾旱而缺水，或者遇到足以威脅我們居住地的暴風雨，我們就會試著去改變能量，讓它不那麼具毀滅性。這個地區有許多不安，很多人都帶有負面能量，所以我們會想去平衡這些能量。

朵：你是指在你居住的地方嗎？

瑪：是的。那裡有人在使用黑暗界的能量和力量做實驗，他們引發了混亂，干擾了許多住在那裡的人。

朵：所以能量也是有可能被使用在負面的方式。

瑪：是這樣沒錯，但能量從來不是要用在這方面。但因為有太多負面的存在體或能量，這些負面存在體的思想模式改變了情況，人們學會了負面運用能量。負面力量製造出各種問題。

朵：你會認為人們知道能量不是要那樣使用的。

瑪：但很多人不是那麼進化，他們不瞭解事情該是如何。

朵：因為你送出的一切終將回到你身上，不是嗎？

瑪：沒有錯。

朵：你們沒有任何方法可以對付這個負面力量嗎？

瑪：我們做了很多事去阻止它，但後來它的力量變得實在是太強大了。更多的負面振動與能量被傳送，更多人受到負面能量的吸引。我們變得害怕，最後，在那個時候和那個地方，我們已無法再多做什麼來阻止了，因此我們必須去做我們認為是挽救和保存我們知識和生活方式的最好做法。這就是為什麼很多人決定離開的原因，他們盡所能把可以帶走的東西都帶著，然後搭船離開。

朵：你們是不是看到了什麼即將要發生的事，才選擇這樣離開？

瑪：我們居住的土地將要四分五裂，那時已有許多地震，我們居住的土地即將沈入大海。我們知道我們無法阻止。

朵：所以已經發生過很多次地震了？

瑪：是的，一直都有地震。我們知道我們會有個全新的世界，只是時間早晚的問題。

我們也知道我們之中有些人將會離開他們的身體(指死亡),另一部分的人則會試圖保留舊世界的事物並帶到新世界。

朵:你們會以為使用負面力量的人看到發生的事就會停止了。

瑪:他們沈溺在使用力量改變事物的能力當中。他們根本不在乎。他們之中也有些人計劃搭船離開。

朵:你知道他們使用負面能量的目的嗎?他們把負面能量用在哪些地方?

瑪:他們想把人們帶離光,帶離正面。讓人們只知道害怕並看到負面事物。他們要人們在他們的掌控下,這樣他們就可以主導,讓人們懼怕他們,只聽他們的話。

朵:利用恐懼(沒錯。)但他們有些人看見發生的事也想離開。

瑪:對。事情已經太過頭了,我們居住的土地和地區無法承受更多的崩裂,無法再繼續存在了。我們的土地即將要沈入水底。

朵:你提到大一點的船都被佔走了。(對。)所以有很多人知道將要發生的事。你和你的助手搭小船,你們帶了一些水晶在身上?

瑪:我們帶了水晶和一些卷軸;一些我們想要保存的教誨和資料。很多人都有這些東西的複本。很多人帶了更多東西,為的是希望我們之中有人能成功逃離。並不是大家都航向同一個方向，我們都試圖往不同的方向，這是希望我們所學、所教導和所擁有的資料能夠傳承下去。

朵：所以你們沒有人知道要到哪裡。（沒有回答）你們以前從來沒去過那些地方？

瑪：有些人旅行過，大部分是搭船，但他們也可以在睡夢中來到這些地方。他們能夠用「飄浮」的方式去那裡。（她是指靜坐冥想〔Meditation〕嗎？聽起來像是「飄浮」〔levitation〕）他們能夠用這樣的方式移動，不一定真的需要搭船去。但在這個時候，有太多能量和力量的破壞、瓦解——就像可怕的暴風雨——因此我們無法用這種方式旅行，我們必須搭船。

朵：而且你們如果以靈魂的形式離開就無法帶走水晶這些東西了。

瑪：沒錯。

朵：你們必須帶走實體的東西。

瑪：資料會永遠保留在以太層和更高層的界域，但在身體的形式就很難觸及這些資料，因此我們必須帶走那些實體的東西。

他們沒有看到陸地後來發生的事，因為他們已經在海上了。他們只想趕快離開，隨著洋流到任何地方。

朵：你們有帶食物嗎？

瑪：有，我們有帶一些。我們用配給的方式分配食物，我們也學過如何用非常少量的食物來維持生命。我們希望盡可能維持得久，因為我們不曉得要多久才會到達陸地。

朵：你們有哪些食物？

瑪：是一種高濃縮形式的能量。某種穀粒。我們也吃一點點的糕餅。水對我們來說非常珍貴，我們只能喝一點點。因為我們能帶走的不多，所以我們儘量不划槳，我們要保留我們的體力，也因此我們盡可能地睡覺，盡可能地少吃。

朵：聽起來很合理，因為當你們睡覺時，就不會使用太多的體力。

瑪：沒錯。

朵：聽起來這些食物不容易壞掉。

瑪：是的，這些食物可以保存很久。

朵：你們在海上已經有一段時間了嗎？

瑪：（停頓）我不太確定是幾天還是幾個星期，但似乎是有一段時間了。我們會在船上做記號劃天數。

朵：那就像是日復一日。

瑪：沒錯，尤其是你睡很多的時候。然後醒了又睡。

我引導他往前去看看發生了甚麼事，因為他會在海上漂流好些日子。

朵：你們找到落腳的地方了嗎？

瑪：有，找到了。我們靠岸的時候，好多人站在那裡看著我們，好奇我們是從哪裡來的，而且搭這麼小的船。我們認為這裡是……我們靠岸的地方看起來像是埃及。站在那裡觀看的人膚色較深。

朵：你們可以互相溝通嗎？

瑪：我們能用心靈感應的方式溝通，但語言就有障礙了。

朵：他們可以心靈感應你們嗎？

瑪：有的人可以，但比較起來，我們比較能懂他們。

朵：他們居住的土地有發生任何事嗎？

瑪：一直有很多暴風雨，還有季節的改變。他們知道有不尋常的事在發生，他們很害怕。對他們來說，海上一直都不平靜，氣候也變得很不一樣，然後又出現一群人搭著小船抵達，而且這些人看起來顯然跟他們不同，這讓他們覺得更可疑。

朵：你可以告訴他們發生了什麼事嗎？

瑪：我們並沒有告訴大家發生了什麼事，我們只說我們失去了家園，我們搭小船在海上航行了很久才來到這裡。那裡似乎有個人可以幫我們翻譯。但我們並沒有告訴每一個我們接觸到的人，我們是經歷了多少困難才來到這裡，而且他們也不會瞭解我們來自的文明。

朵：他們的文明沒有你們那麼先進？

瑪：沒有。他們的文化和我們不同。

朵：他們讓你們留下來嗎？

瑪：對。他們對我們奇怪的樣子感到好奇。他們讓我們留下來。

朵：你們現在有什麼計畫？

瑪：當下的計畫是先恢復體力，吃點食物、喝點水，找到可以休息的地方。有個男子帶我們去他的住處，他讓我們跟他住在一起。

朵：你們帶在身上的水晶、卷軸和資料都還完整嗎？

瑪：是的，都很完整。我們用……像布一樣的東西把它們包起來，某種質料的東西。我們怕它們會被破壞，或是有人看到會偷走。

朵：如果他們知道是什麼東西的話，是嗎？

瑪：是的。我們把它們藏在洞穴裡了。

朵：你認為你們能夠教導任何人這些知識嗎？

瑪：我們相當確定我們會遇見可以分享這些知識的人，我們可以把這些知識跟老師或fagists？（類似的音）分享。當我們知道他們可以信賴的時候，我們就會慢慢和他們分享這些知識。

朵：這會需要時間。但你們有時間，不是嗎？

瑪：是的，我們有時間。

朵：至少你們已經找到可以停留的地方了。你們並不曉得其他人是否生還。

瑪：已經有回報說有些人在其他地方登陸了，所以我們知道有人成功到了不同的地區。有些人我們沒有消息，但我們知道有別的人生還。

朵：這表示知識能夠存續下來。

瑪：知道有其他人也成功生還很讓人開心，這表示我們不是唯一的倖存者。我們的責任就是繼續將這些知識和禮物傳遞下去。

為了讓故事有進展，我引導他去看這一生的一個重要日子。

瑪：我們找到了存放水晶和卷軸的地方。我們覺得現在可以休息了，可以不用一直擔心這些水晶和卷軸。我們和一些人分享了部分資料，但這些人尚未準備好要接受這些知識，所以我們必須先把這些東西藏起來。

當我問他們把東西藏在哪裡時，他開始變得不安。我必須讓他相信我並不是威脅，他可以放心告訴我。

瑪：我們把它們存放在……在一座金字塔裡面，那就跟內部次元空間的儲存區差不多。除非你知道怎麼進入，要不然不會發現。你們不容易看到或是知道有東西在那裡。我們用了某種特定的能量鎖住它，讓它們無法顯現。這些東西是實體的，但被保存在一個……就像它們在那裡但你卻看不到，它是一個內部次元的空間。我們把它們放進一個盒子裡然後闔上，只有特定能量才能開啓，要開啓後才會被看到。

朵：你知道要如何創造出這個內部次元空間？

瑪：我有得到其他生還者的幫助，我們後來終於碰面了。透過合作，我們才能創造出這個空間。

朵：所以並不是在金字塔裡面的一個實體空間裡。

瑪：是一個實體的地方，但它就像隱形的。東西是在那裡沒錯，但只要它是被密封的，就算有人經過也看不到。必須要有某個特定的心智能量、知識，甚至某個符號，某個圖案才能打開它。

朵：聽起來像是放在一面牆壁裡邊。

瑪：是的，很類似。就像放進其中一個大石頭裡面。它就在那裡，但你看不到進入的地方。也沒有任何跡象顯示它在那裡。

朵：沒有辦法可以實際打開。

瑪：沒錯。你無法以實體的方式打開它，必須透過能量才行。必須是某種思想模式，而且必須是帶有特定符號的人。他們的能量場必須帶有能夠打開這個石頭的符號。

朵：那不是他們知道的實體符號？

瑪：在進入肉體來到人世之前，他們就知道那個符號，而符號就在他們的能量場裡。

朵：所以在進入肉身之前，符號就被放在他們的能量場裡了？

瑪：是的。有時候他們必須要努力，他們必須學習特定事物或經歷某些考驗才能啓動這些符號，讓它們運作。所以如果這個人尚未啓動符號，而他在某個時刻在正確的位置上也是打不開的。他們需要學習。如果他們在這世已經達到某個程度，已經通過某些顯示他們真實意圖的考驗，證明了他們具有良善的意圖時，才能啓動在他們能量場裡的符號。那麼如果他們到了那個地方，他們就會被允許打開它。他們會知道要去哪裡，而他們的心智思想就像把鑰匙。而且不只一個人擁有鑰匙，必須很多人都有，以免萬一某人失敗了。

朵：有道理。當人們進入肉體轉世時，在他們的靈體、氣場或什麼的就有特定的符號嗎？

瑪：是的。我們全都帶著符號，這是為什麼有時我們會互相稱讚或是認出彼此。我們並不是以肉眼認出對方，我們的身體知道，或者說是我們的能量場感知的，因此我們可能會經驗到某種強烈的情感，不論是反感或吸引力，或美好的感受。

朵：所以這些符號是重要的。（沒錯。）這些符號是在靈界創造的嗎？（停頓）我很好奇它們從哪裡來的。由誰決定把它們放到……氣場……有更好的字嗎？

瑪：它們是宇宙心智的一部分。宇宙智能的一部分。在我們投胎進入肉體之前，它們就和我們的生命藍圖一致。它們就像我們生命歷程的鑰匙，如果我們到了某個特定地點或去了某個地方，或遇見某個人，而鑰匙對上了鎖，或是兩個符號融合，或是兩個符號相反，它們都會幫助我們知道我們該怎麼做。有時候它會開啓記憶，有時候會啓動我們的某種反應，幫助我們做出決定並因此改變我們的生命、我們的生活型態，以及人生的選擇。所以它們可以說就像是一個小型的引導系統，在某個時刻它可以被啓動，並且幫助我們知道該做什麼，還有在什麼時候。

朵：但是一般人並不知道這些事，我們也沒有覺察到。

瑪：是的，但是我們全都有這樣的系統存在。

朵：我們通常無法看見或知道它們的存在。
瑪：有些人可以，但大部分的人無法用眼睛看到。
朵：只是有感覺。直覺。
瑪：是的，沒錯，就是這樣。
朵：這很重要，這表示符號對宇宙心智來說很重要。
瑪：沒錯。那是宇宙的語言。

★ ★ ★

這個說法和我之前收到並寫在別本書裡的訊息是一致的。那就是外星人以符號溝通，而這些符號包含了許多組可以透過心智轉譯的訊息和概念。此外，很多人告訴我，他們收到大量符號進入腦袋，我想這也可以部分解釋這些人的經驗。有些人說他們躺在客廳的沙發上，然後看見一束光穿透窗戶，這道光束裡有許多幾何圖形和其他符號。光束聚焦在他們的前額部位。其他人則報告他們有畫上好幾個小時的符號或不尋常圖案的衝動。（許多人寄來他們圖畫的影本，讓我驚訝的是它們看起來很類似。）外星人曾告訴我麥田圈的圖案也包含許多組資料。觀察者並不一定要在麥田圈裡才能接收，只要在一本雜誌或報紙等等看到符號，就能下載這些資料。許多人也提到下載訊息時的不同情形。外星人說那是他們的語言。接收的人不一定要懂這些符號。它是植入在那個人的潛意識裡，是在細胞層面，植入的目的是這些人最終將會需要這些資料，他們會得到這些資料卻不明白是從何而來。這帶出了一個問題：如果我們在轉世前，符號的模式就已經銘印在我們的靈魂或氣場，不論這是怎麼做到的，那麼來自外星人的下載符號是加到這個模式裡，還是啟動這個模式呢？個案確實提到這個符號的模式會隨著那個人的生活經歷而改變。

★　★　★

朵：我知道在埃及有許多金字塔，你們是把它們放在大金字塔裡嗎？

瑪：（停頓）我想是在獅身人面像的爪子那裡，不是金字塔本身。我相信是這樣。那裡面有許多地下通道和房間，我想它是放在——如果我是正對獅身人面像的話——它會是……我相信是在左邊的爪子。

朵：這些通道也可以通往金字塔下面嗎？

瑪：是的，在金字塔底下有好多通道。

朵：但是大部分的人都不知道要怎麼進入，是吧？

瑪：對，只有特定的祭司，特定貴族知道。一般民眾並不知道。因為要建造通道，所以有傳言流出……總是會有洩密的人。可是一般大眾不知道細節，他們只是聽過傳言有這些通道存在。

朵：可是如果你們來到這裡的時候，獅身人面像和金字塔就已經建好了，你聽說過是誰建造的嗎？

瑪：（停頓）有。我相信這個文明——雖然不比我們先進——曾接受過外星人的幫助，因為那個社會的整體智慧水平並不是那麼高度發展，外星人提供他們資料，但，再次地，只是給少部分的人，不是全部的人。他們很多人是跟隨者，不是獨立思考的人。

朵：你有聽說過他們是怎麼用這麼巨大的石頭建造金字塔的嗎？

瑪：能量操作。透過一種重力的裝置讓石頭飄浮起來。這不可能用人力就能建造的。

朵：你來自的地方也有能力做類似的事嗎？

瑪：可以。雖然我的專長不是建築或建造東西，但是我知道能量操控的基本概念。還有飄浮。大部分的學生，那些在神殿工作的人，他們都知道這些事，飄浮和能量運用是我們學習的一部分。

朵：所以這是傳授給每一個人的知識？

瑪：是的。而且有些人在這方面很進化，在建築和創造物質事物方面很先進。不只是實體物質，不只是三度空間，而是物質和更高振動的相互交織，這比較接近精神／心靈的顯化。不是只是實體。

朵：但你說住在埃及的這些人不夠先進到可以自己造金字塔。

瑪：是的。但他們之中有些人比較進化，也比較願意傾聽，心態較開放……這通常是那些比較有接受教育的人。資料給他們是希望他們能夠對這個文明的進步有幫助。所以那些看顧地球的外星人接觸他們。外星人也到這裡來幫助這些事的進行。而因為我們來自的地方和具有的知識，我們也能幫助他們學習和進步。

朵：為什麼要建金字塔？有什麼目的嗎？

瑪：（停頓很久）金字塔是非常密實的能量源，它們和水晶不同，在金字塔裡的能量和散發的振動，可以擴展並協助事物的創造。由於它們具有的能量，它們像是學習中心，也像是進入另一個次元。它們可以增強並且傳遞振動和能量到其他地方。它就像一個巨大的能量場或原力（force），或許不見得是原力。總之它是具有強大力量與能量的一個中心。

朵：所以外星人才想要建造金字塔？

瑪：這是他們建造金字塔的部分原因，也就是金字塔的功能。外星人只是想要人類創造一個更和諧、更和平的世界。一個更快樂，而非貧窮、痛苦和絕望的居住地。他們希望我們可以運用這個資訊和這些禮物來擴展那個可能性。

朵：這必須要有知道如何使用的人才行。

瑪：沒錯。這就是為什麼只有特定的人才能知道金字塔知識的力量，也只有他們才有可能幫助這個地區的發展。但同樣地，這個力量(指如何運用的知識)同時也伴隨著一個可能性——就和亞特蘭提斯一樣——它會變得負面。

朵：錯誤的使用能量。

瑪：沒錯。(大嘆一口氣)自由意志可以是兩面的。

朵：所以才會有正或負面。因此你沒有使用你的卷軸和水晶，反而決定把它們藏在安全的地方。

瑪：是的，人們還沒有準備好要接受這些資料，他們也沒有正確使用，沒有使用在該使用的方面。在某些地方已經有人濫用這個力量了，這很容易就讓那些地方變成另一個亞特蘭提斯。如果他們有了這些知識又有絕對權勢的話，很可能就會變成這樣。

接著我決定將瑪莉帶往這名男子生命的最後一天，因為我不認為在他把這些秘密藏起來之後，我還可以獲得更多資料。

瑪：我現在很老了，我的身體還是維持很好的狀態，因為我知道如何療癒和使用能量，此外我們的老師告訴我們如何用思想形成物質，但是我的身體已經老化，也很疲倦了。我已經準備好要離開了。

朵：所以你的身體並沒有問題。

瑪：身體老了，也因為地球生活的影響而改變了，但並沒有什麼大問題。

朵：你在埃及住了很久嗎？

瑪：是的，我想可能有四十多年。

朵：所以你能傳遞一些你的知識了？

瑪：是的。我把一些我認為適合的東西跟博學的人分享。但再次強調，我沒有傳遞全部的知識，因為那麼做在那個時候並不適合。

朵：對，但你在那一生也做了很多事。

瑪：我盡力，然而也總會有錯誤的決定。有時候你告訴人們一些事或教導他們，他們並不會……就像在任何時候一樣，人們接受後，有些人會使用，有些人不會，而有些人則是錯誤使用。

朵：這在任何地方都是一樣。（是的。）在你生命的最後一天有任何人在你身邊嗎？

瑪：沒有，我是獨自一個人。我並不害怕，我知道我準備好要走了。

在他離開身體進入靈界後，我請他回顧剛剛經歷的這一生，看看是否學到了什麼課題。

瑪：我想我需要學習耐心，因為我總是急於學習，想要學更多。我從不覺得自己達成了能力所及的目標，在到達一個里程碑後，我還是覺得不夠，我認為我應該知道更多，而且更快。這個功課很困難。

朵：你認為你學到了嗎？

瑪：有任何人學到了嗎？這是個困難的課題……是的，我學到了要更有耐心。

朵：你也有了許多知識。

瑪：沒錯，這是這個課題的另一部分。（深嘆一口氣）學習如何使用和給出／教導別人這個知識，還有隨之而來的責任。如果你是被給予知識，你必須學習明智地使用。如果你是給出知識，有時對某些人來說這知識是有意義的，有時則不然。而且如果你在不對的時間給了不對的人，結果會是個災難。如果你在對的時間給了對的人，就會產生很棒、很美好的結果。

朵：所以你必須去區分去辨識。

瑪：沒錯。而且這是非常重大的責任。

接著我讓這個存在體退去，並整合瑪莉的人格回到她的身體裡，這樣我才能和她的潛意識說話。

朵：為什麼你今天選擇讓瑪莉看到這一世？

瑪：因為這和她目前經歷的事情方向是一樣的。她在學習的道路上。她很有機會去改變這個世界，協助把新世界帶進來。這是很重大的責任。

朵：可是表面上看不出來。

瑪：她能夠運用她的能量和她在所有前世具有的知識對這個世界做出很多貢獻。她能夠跟很多人溝通，或是當她有能力並準備好時，她將能和很多人溝通。如果她沒有在適當的時候以適當的順序做這件事的話，那麼許多寶貴東西將會遺失。有幾件事情是她必須要瞭解的：第一，耐心非常重要，所有的事都會在適當的時機到來。第二，當她獲得這些力量和能力的時候，她要非常謹慎且明辨地去使用。此外，雖然她想要幫助別人的渴望是正確的，但不要總是以最容易的方式去協助。而有時候人們必須自己去學習，所以，認為他們可能會用到或需要而提供他們所有的東西並不總是正確的決定。她必須在適當的時機才給，而且給的可能要比他們實際會用上的要少。

朵：這些知識會從哪裡來？

瑪：是她本身就擁有的，她從所有的前世學到的。當正確時機到了，她就會知道這些知識了。

朵：你的意思是，所有的知識都會回來？

瑪：是的，而且已設定好她的某部分……或者說是我的某個部分，超靈的某個部分，在正確的時機會進入，帶來這些天賦，也就是她所需要的能量和知識，為的是讓她進入下一個階段，另一個層次。

朵：但她目前的人格還是會存在，是嗎？

瑪：是的，會是這樣沒錯。

朵：這是像重疊或合併，對吧？與擁有資訊的部分合併。

瑪：沒錯，這些資料會整合到她目前的存在裡。

朵：所以她不需要去研究或上課嗎？

瑪：她還是需要去上課和研究，這會幫助觸發記憶，也有助於她重新學習的過程。有時候光是要帶進這些特定的思想模式就很困難。讓她以她不同的心智迴路來重新學習，對她現在的生活是有幫助的。她在這邊受過訓練。

朵：她有其他的問題。為什麼她會暈船？她喜歡水和海豚，可是她很容易暈船。

瑪：海洋的能量層次是很高的，它創造強大的能量。由於她的身體，她的本質是能量的轉化器，她只能吸收那麼多，因為她的身體會感受到強大的能量。這也跟她當時離開亞特蘭提斯之後，在海上度過一段長時間有關。在海上漂流的壓力很大，而且海洋的能量真的很高。雖然她有力量與能力可以克服自然的力量，也有改變能量，讓海洋不那麼猛烈的能力，但她當時是處在一個缺乏食物和水的虛弱狀態。

朵：所以那是情境的創傷。

第七章 古老的知識

這場催眠是在蒙大拿州波茲曼（Bozeman）城外的一個牧場進行，那時是二〇〇二年五月，我去波茲曼演講，期間住在一個旅社。但我去那裡的主要目的是去見萊拉．薛爾曼（Leila Sherman），她已高齡一百歲，我將她所翻拍的耶穌圖片用來作為《耶穌和艾賽尼教派》的封面。我想這次去可能是唯一可以見到她的機會了。有一位女士和萊拉一起工作，製作和行銷照片。萊拉告訴我，原本她覺得可以離開人世了，但是在她們架設了網站以及企劃了行銷計畫後，她覺得好有趣，所以想再多活個一百年。萊拉住在一間養老院，但她仍然非常活躍而且可以照顧自己。她說她是養老院裡面最年長的，而且也是唯一不需要協助的人。

同一時間裡，洛琳從別州飛來波茲曼。她從事療癒工作，她與醫生和醫院合作，介紹他們自然療法並與傳統療法結合。在她所居住的大城市裡，她和五家醫院合作，並且也開始教導醫院裡的護士。她非常聰明，而且她認為這樣做將帶來很重要的改變。

催眠時，當她走下雲端，她看見自己是一個十四或十五歲的女孩，有著一頭紅棕色的長髮。她在一個很安靜的環境，我想可能是在海邊的一個城市。起初聽起來像是這樣，但是隨著過程的進展，我發覺了一些不同。她描述她的房子是座落在一個海灣，有著很大的拱門，兩邊看出去都可以看到海。她想和她的父母及兄弟過平凡的生活，但是島上一個很有勢力的團體卻對她另有計畫。他們發現她和其他人不一樣，所以想利用她的特殊能力。城市上面的山丘有一間很大的神殿，她被安排進入了這間神殿並在這裡生活。

洛：我有特殊的天賦，我可以看見。

朵：你可以看見什麼？

洛：(很輕聲地說)未來。(停頓很久)我可以看見未來。他們想要教我如何引導未來。

朵：你雖然有這個天賦，可是你不知道如何控制。你是這個意思嗎？

洛：不是。他們想透過我控制未來。(輕聲)下命令。那些管理一切的人。海……

人……我要去住在山丘上的大神殿，做他們要我做的事。

朵：住在神殿裡的人控制了一切？

洛：（好奇的口吻）是的。他們要控制我。我想跟我的家人在一起，我想要搭船離開。我的兄弟可以做他們想做的事。我想唱歌，但我不被允許。當我發出聲音的時候，就會有事發生。

朵：我不覺得唱歌有什麼錯。當妳發出聲音的時候會有什麼事發生呢？

洛：任何我想要發生的事！——山丘上的人很怕我。

我向她保證她可以放心地跟我說，因為我對她沒有威脅性。「妳發出哪種聲音？」洛琳嘟起嘴，像是在發出嗚的聲音。「我看見你嘟起嘴，但是我沒有聽到任何聲音。」

洛：你沒聽見聲音嗎？它像是風，是風的聲音。

接著她開始發出一種令人毛骨悚然的刺耳音調。聲音持續而且逐漸升高，從中音調的「Ooooooooooooh」，漸漸變成高音調，高到無法聽到，然後再轉為中音調。後來洛琳聽了催眠錄音帶，她說她不可能發出這種音調，尤其是逐漸變高，然後高到無法聽到的聲音。

她解釋這個聲音的作用是「開門」，我不懂她的意思。是真的門嗎？「我可以穿過這些門，但他們看不到門。」很顯然那不是真的門，她指的是我們看不見的世界裡的東西。

洛：那些是金色的門，門的邊緣鑲著珠寶，門中間發出白色和彩色的光。它們並不是真的、實體的門，它們是入口，是門戶。

朵：你在哪裡看到它們？

洛：就在我的面前，就在那裡。

朵：當你在外面的時候嗎？

洛：不，不管我在哪裡，它們都在我身邊，就在空間裡。我發出的聲音可以創造門並且打開它。當門打開時，我就可以走進去。

朵：但別人看不到這些門。你從什麼時候開始發現你可以這麼做？

洛：我五歲的時候。我告訴我的家人和叔叔說我可以看穿這些門。他們認為我在編故事，覺得我很好笑。

朵：你看到門後有什麼東西嗎？

洛：（輕聲）我看見未來。

朵：妳怎麼知道那是未來？

洛：因為我告訴他們這些故事之後，就真的發生了。我八歲的時候，他們開始相信我了。然後山丘上的那些人把我帶走，他們測驗我。他們把我放進一間房間，要我在那裡示範，他們把我告訴他們的話寫下來，然後開始訓練我去改變我看見的事。他們要我改變我看到的事情，目的是為了幫助他們自己。也就是重新引導，讓好事發生在他們身上，不好的事則到別人身上。

朵：所以你看見不好的事發生？

洛：我可以看到一切。我知道會發生什麼事。在門裡面有三個窗户，我可以看見事情會怎麼發生。有三種不同的方式。

朵：所以未來並不是只有一種。

洛：（輕聲）不是。我可以改變它，把它送到別的地方。移動它。讓它不一樣。

朵：這樣做是被允許的嗎？

洛：它就像是運氣，好運來，壞運就必須到其它地方。但他們不知道是這樣，他們以為可以取走並保有所有的好運。他們把好運據為己有並控制每一個人。我們住在一個很大的島上，有很多海灣。當我從雲端走下來的時候就看到了。很美。他們在山丘頂上有很高的建築，山丘上的人統治所有住在下面的人。

我認為這聽起來像是某種有組織的宗教。

洛：還沒有教會，還稱不上宗教。是權勢。是一個神殿，所有人去的地方。

很顯然我們回到一個很早期的時間，那時尚未有宗教組織。不過不論有沒有宗教組織，權力和貪婪自人類剛出現在地球就已經存在。善與惡的角力似乎一直都有。

朵：他們想要透過改變你看到的事來控制那些住在島上的人？

洛：是的，他們想這麼做。所有有野心的人都住在那個神殿。我被迫住進神殿裡，我不得不離開我的家人。

朵：你的家人怎麼看待這件事？

洛：他們因為我做的事而變得非常富裕。我把好運給了他們。我只要這樣想就會發生，我把好運引導到想要的方向，將不好的結果送到別的地方。這只是引導方向而已。如果我住到山丘上的神殿，那些人就會有完全控制的權力。我是去那裡示範給他們看，讓他們知道我是怎麼做的。

朵：你認為你可以教他們怎麼做嗎？

洛：不。（她又開始發出Oooooh的聲音）我所做的只是打開窗。聲音開啓門戶，然後如果我想看，我就能看到門後的事。這個聲音帶有音波，音波推開了窗，我就可以看見即將到來的事。

朵：但你說你是要去教他們怎麼做？

洛：對，他們以為他們學得來。（咯咯笑）我不知道他們怎麼會這麼想。

朵：如果你不確定你是怎麼做的，你又怎麼能教他們呢？

洛：我不知道要怎樣才能不提供他們我看到的訊息。他們強迫我告訴他們，要不然就會對付我的家人。

朵：我瞭解了。他們是男人，可能發不出那樣的聲音。

洛：（輕聲）不可能的。他們不可能發出那樣的聲音。我今年學會了如何不告訴他們實話。我要讓他們以正當的方式做事。我從我叔叔那裡學習如何控制他們的力量，但是我必須要假裝我不想知道這些事，然後他們就會教我更多的東西。我很快就會擁有他們所有的知識。在這裡的每個團體都有不一樣領域的特殊能力，他們有不同的方法可以控制人們的心智，而他們正在教導我每一種方法。我必須要做點事阻止他們才行，他們以不正當的理由控制人心。他們這樣做會毀掉我們。他們拿走所有的正面能量，然後將全部的負面能量丟在一個洞裡。負面能量很快會越積越多……它會爆炸。

朵：負面能量必須要有地方去，你的意思是這樣嗎？

洛：是的，他們不明白這點！每個人都以為可以只擁有好事。我不知道我是否能來得及學會他們所有的知識。

朵：你看到即將要發生什麼事了嗎？

她猶豫了，然後開始哭泣。

洛：所有的東西都四分五裂並且落到海裡。

朵：你有試著告訴他們嗎？

洛：有，但他們說決定權在我，我可以把災難送走並且改變它。如果他們以正當的方式使用他們的力量，我可以這麼做，但他們並不是這樣，他們一直把更多的負面東西移到那個洞裡，越積越多，而且這些人變得越來越不為人著想，越來越不在乎。我恐怕必須要控制他們了。一旦我知道了他們所有的能力和天賦，我就可以從他們身上取走力量，然後將力量引導回人們的身上。

朵：這是你的計畫？（對。）你那時候和他們同住在那個大神殿嗎？

洛：是的。神殿很美，有很多階梯和柱子，還有許多拱門，從拱門往下望可以看到海。有彩色的大鳥，還有美妙的音樂。真美。我有一隻母黑豹。（我很驚訝）牠的名字叫莎夏，是我的寵物。牠可以聽見我的心思，牠一直都跟在我身邊。

朵：我以為豹是很危險的動物。

洛：（咯咯笑）牠是可以很危險，但牠沒有那樣。

朵：別的人也有養動物當寵物嗎？

洛：是的，很多人都有寵物。這裡到處都是動物，牠們在這裡與我們和平共處。這裡有很多迴廊和漂亮的房間。我每天都和人們說話。我對這些人說謊，我告訴他們那些人要我說的話。

朵：你說什麼謊？

洛：跟那麼多擁有特殊能力的人住在一起是很危險的。再也沒有人生病了。我們學會了療癒。我現在應該是二十五歲了。

朵：你如何療癒人？

洛：我們不再療癒了。

朵：以前你們療癒的時候，是怎麼做的？

她又開始發出尖銳刺耳的「Ooooh」聲。

朵：告訴我你在做什麼。

洛：我在轉動天花板，讓它和光成一直線。

朵：(我不明白)什麼光？

洛：我們的內在是光。因為光破裂了，所以必須重新調整才能讓它流動。每一個人都被教導用音調去調整他們自己的光。

朵：你說你在旋轉天花板，這是什麼意思？

洛：我用色彩和音調穿透光來調整。在天花板上有太陽系的模式／圖案，色彩和色調必須一致。色彩是在天花板上的光板裡，它們看起來像是短暫突發的各種顏色的光，像片玻璃。有某種管狀的東西連結著它們。這些是各個不同光板裡的小閃光。它們組合成光板。每個來到光下的人都會讓太陽系的模式改變。每個人的模式是從手腕上的光讀取，然後模式顯現在天花板上。接著光會與這個模式一致，然後光從你的頭顱往下穿透通過你的身體，並且與你的光重新校準。

朵：所以那是某種機器？（對。）所以太陽系黃道帶（zodiac）的模式會隨每一個人改變。

洛：那是他們的圖（譯注：指星象圖？）。我以前會親自幫每個人做，最後我教他們自己使用音調，我們就不再有疾病了。

朵：在天花板上還有其他東西嗎？還是只有這些模式、光板和光？

洛：在中間有個很大的物體引導這些光束，那個放在特定地方的物體是一串看起來像水晶的東西。光穿透這個轉動得非常快速的物體，它動得非常、非常快，你看不到它在轉動。你只要知道它在動就行了。它透過玻璃射出光的碎片，有數字在跑，它從有顏色的光板拉出各色的光（她以一種發現什麼的語調敘述）。光在水晶的各層晶體裡彈來彈去，直到到達構成個體的個人模式的數字才停止。然後光從個體的頭顱射入，通過身體的各個點，這些小點在身體的位置跟每個顏色的光是對應的，光到達底輪後，再往上通過頂輪出去。

朵：這樣可以療癒這個人？

洛：這樣可以校準他們個別的光。

朵：所以每一個人都有他們自己的模式？（是的！）所以這個機器找出個體的模式，然後光可以啓動模式，療癒那個人。

洛：對，我們知道如何校準光。當光散發的時候，在身體裡的疾病訊息就會消失。只要他們的光是校準的，身體就不會老化。

朵：必須要有特定音調才能啓動。（沒錯。）那些神殿的人知道要怎麼做嗎？

洛：不知道，只有我知道。我因為這麼做而惹上麻煩。人們因為要治療疾病而必須付很多錢，因此只有有錢人能被療癒。那些人因為我教導其他人如何自我療癒而對我生氣，但是沒有關係，我們的生活方式很快就要結束了。

朵：那是你看到的未來畫面嗎？

洛：是的。那些被丟在洞裡的壞運氣越來越多，數量多到就要爆炸了，然而他們不在乎，他們不相信我說的話。他們認為我可以改變情況，只要我將壞運送到別的地方就好了。他們選了一個地點讓我把這些壞運轉移到那裡，那是一個有很多人居住的土地。住在那裡的人並不富有，但他們卻是支撐我們這個（社會）系統的人。這些人有的是漁夫，有的是農夫，可是那些人卻認為只要有我為他們引導運氣，他們就不需要這些人了。

朵：沒有這些人，他們要怎麼有食物呢？

洛：他們不再需要食物了。

朵：他們不需要吃東西？

洛：不像我們以前那樣了。

朵：所以那些人是可有可無的？

洛：他們是這樣認為。但這是不對的，因為唯一重要的就是人。他們不知道爆炸的力量會帶走一切，不只是那些人，而是所有的人，包括我們全部都會被毀滅，因為那力量太強大了。

朵：你學到了他們所有的知識嗎？

洛：有，但是我覺得不夠，我覺得我沒有足夠的時間。我必須整合這些知識才能改變我們在做的事，我們要接受厄運，要讓它有時候發生，好緩解過多的壓力，這樣才不會爆炸。他們認為我可以讓爆炸發生在遙遠的地方，所以毀滅的會是住在遙遠地方的居民而不是他們，但他們沒有意識到這個威力非常強大，強大到我們全部都會被毀滅。

朵：後來怎麼了？

洛：(停頓很久)我讓爆炸毀滅了我們。

朵：你是一次引導一點厄運離開嗎？

洛：不是。我原本是想那樣做，但他們不允許。沒有人想要有厄運。如果一次只引導一些，那就表示人們會經歷失敗、飢荒、疾病與不和諧。我沒有告訴他們要爆炸了，我讓它爆炸。(悲傷的語氣)所有的東西都四分五裂，地表下發出很長且低沉的隆隆聲，所有的東西開始掉下來。我們落到了海裡。

朵：整個島都毀滅了嗎？

洛：(輕聲)所有的一切。

朵：當這個爆炸發生的時候你看到什麼？

洛：（微弱的低語）可怕……很可怕！所有的東西都被摧毀，沒有任何東西可以逃過，那就像是地震和原子彈爆炸同時發生所產生的巨大威力。地底下不斷冒出紅色、黑色和暗暗的東西。爆炸帶走了一切，一切都歸零了。

朵：一切又平衡了？（是的。）當你目睹這件事的時候，你人在哪裡？

洛：我當時站在一個拱門下的柱子，往外看著這一切。那個景象就像地球張開了大嘴，吞噬了所有的東西之後再吐出來。天空上黑雲密布，到處都是火，所有美麗的事物和藝術都灰飛煙滅了。我也死了。

她開始發出喘息聲，我下指令，如果她想的話，她可以以觀察者的角度來觀看，這樣她就不用經驗身體上的感受。

洛：（輕聲）水，我被水淹死了。我們因為住在高處，所以最後才死。（低語）我們看著他們全部死去。

朵：所以你現在是已經離開身體，正在往下看著這些事情的發生，是嗎？

洛：(肯定而清楚的語氣)對！

朵：你從那個角度往下看，你看到什麼？

洛：東西都落到海裡。人和動物的屍體漂浮在海面上。我的家人跟我在一起。他們全都和我在一起。

朵：你從那一邊(指靈界)看這件事有什麼感受？

洛：讓貪婪控制權力是非常嚴重的錯誤。可怕的貪婪。動物、樹木、植物、人類，這些都有等級／規模。不知何故，負面那方的力量支配了正面的一方。

朵：可是那真的不是你的錯。你不必覺得應該要為發生的事負責。

洛：我為自己的失敗感到難過。

朵：你試著去做正確的事了。

洛：是的。海面平靜下來了。現在一切都穩定了。天空又回復粉紅色了。沒有任何事物是永恆的，除了水。

朵：最後呢？

洛：我們回到一片沙漠的土地。

朵：最後土地又重新出現了？

洛：（好奇的口吻）是的。水退了，這裡很美。

朵：為什麼你決定回到一片沙漠的荒涼之地？

洛：重新開始。我們（這次）必須要做對。

朵：你仍然有同樣的能力嗎？

洛：沒有！我們只是普通人，這樣比較安全。我們花了好久的時間，很多個世代。我們明白我們要重建一切，而且這次我們要以正確的方式去做，不再讓那些人掌控！不再有貪婪。

朵：你認為你們能夠找回那時候所擁有的知識和力量嗎？

洛：那些知識要回來了，我們會再度擁有。

朵：可是人就是人，本性難移，你認為人們這次可以控制、能夠做對的事嗎？（是的。）你認為他們已經準備好了嗎？（是的。）因為你知道的，這世上總是有貪婪的人想掌控一切。

洛：那些人已經曝光了，他們無法取得力量，他們出於習性會再度貪婪，力量的守護者不會再讓他們控制了。

朵：誰是力量的守護者？

洛：女人。她們會以愛來帶領世界。

朵：你的意思是這一次男人不會再涉入。

洛：不是這樣，他們還是會涉入，他們要很久的時間才會取得力量。

朵：這一次會是由女人來決定如何使用力量。你認為這一次能被正確使用嗎？

洛：會的，會持續很多、很多年。千百年。

朵：這會是整個世界的現象，還是只在特定的地方？

洛：是整個世界。

朵：這會很快發生，還是需要時間改變這世界？

洛：需要時間。

朵：總是要從某處開始，不是嗎？

洛：是的。因為那些知識已經被誤用了。

接著我要求和潛意識說話的許可，以便瞭解為何潛意識選擇讓洛琳看到這一世。

朵：你為何選擇讓她看到這一世？你想要告訴她什麼？

洛：我想讓她知道她的想法是沒有問題的。舊方法正在離去，新的就要來臨。一切不會再是一樣的。她必須有獨自一人的心理準備。

朵：你的意思是什麼？

洛：她的角色是要在女性能量中發揮作用。

朵：可是她已經結婚了。

洛：（停頓）生命為她安排了一條不同的道路。現在這個時候我們不能跟她說更多。

在我和潛意識溝通時，這是潛意識常會出現的溝通方式。它會是非常客觀不帶情感，而且非常坦率，有時候甚至殘酷。

許多次當洛琳在放鬆或靜坐的時候，她會看到她以前進行療癒的房間，房間的天花板上有水晶和黃道帶符號。潛意識同意這是相同的房間。

朵：她覺得自己有療癒的能力，但卻無法發揮。

洛：她在這世就是要把這個能力帶回來。一直都是一樣的，要完成一開始沒有完成的事。

朵：她當時努力將這個能力使用在對的方面。發生那些事並不是她的錯，不是嗎？

洛：她沒有錯。不用後悔或遺憾。力量關閉了好一陣子，直到每個人瞭解平衡力量的重要。

朵：聽起來似乎她主要是要教導女性，然而大部分的醫生都是男性。

洛：會有越來越多的女性成為醫生。在未來你會看到只有少部分醫生是男性。療癒會透過女性。正面的能量。女性是療癒的源頭，生命的起源。

朵：他們低估了女性能量的力量，是嗎？

洛：他們一直以來都控制了它。

朵：我想主要是因為他們害怕。

洛：嗯，他們是應該要害怕。我們把她帶來你這裡，好讓她發現一些答案。我們希望她能好好利用今天所看到的一切。

這次的催眠提供了有關古早前地球毀滅事件的資料。我被告知地球的文明曾經有非常卓著的發展，但也經歷過好幾次的全面性毀壞。這些是發生在「現代」人出現之前的事。歷史有很大一部分是我們不知道的，而我的工作之一便是找回這失落的知識。

★ ★ ★

在另一次的催眠療程，個案描述生活在很久以前一個高度發展文明的類似團體。麗塔是一名電視製作人，她發現自己身在一個有許多柱子的巨大廳堂。天花板是六十呎高的圓頂，牆壁是由很漂亮的金色大理石和瑪瑙砌成，地板看起來也像是用大理石組合成的幾何圖案，圖案間並用薄薄的一層銀區隔開來。有個三或四層的大板子階梯通往中間圓頂下方的一處升高的中央區域。這個地方是她和另外十一名女性工作的地方。

「這個圓形房間是很特別的地方，我們聚在這裡做某種工作。這個圓頂結構在這棟建築物的中央是有能量上的目的。我們在這裡懷著調整能量場的意圖來召喚能量。」

她們穿著寬鬆且質輕的衣服，腰間綁著一條很鬆的帶子。這讓她想到典型的女神類的畫像。衣服的色調很柔和。她大約三十出頭，有著暗紅色的頭髮和蒼白的膚色。

「這棟建築物禁止男性進入，只有女性做這個工作。我們並不是唯一一群做這個工作的女性，有個較年長的女性團體分別和不同的能量合作。就我所知，這工作要由年長的女性來做，而我們是較年輕的一群。我們的團體裡有一位比較年長，但我們必須要負起這個責任了，因為年紀較長的人不用再那麼辛勤工作。當不同的能量需要她們的知識時，她們就會加入團體提供她們的知識。我們是較年輕的一群或者說是下一個世代，她們訓練我們，而現在我們年紀都夠大，也有足夠經驗了，因此只留一位白髮的年長者在我們的團體和我們一起工作。我們也教導比我們年輕的人，因為知識必須傳承下去，不能遺失。」

當她們全都聚集在一起時，她向我說明她們要開始進行能量工作時的儀式。「那個時候非常安靜，長老設定音調（tone），我不知道這個音調的出處是哪裡，但她在這個房間召喚或是創造出一個音調。這個音調是以圓圈，順時鐘的方式運作。她召喚這個音調，而這個音調為我們要做的工作在房間裡設定振動頻率。然後我們必須準備好我們自己的氣場。我們每個人進入自己的氣場，創造一個藍色的蛋形光環包圍著自己作為保護之用，這除了有保護的作用，還有其它功能。這個藍色的蛋形可以讓我們聽得更清楚，並且看得更清晰。它就像一個傳送和接收的地方，我們在這個環繞著每一個人的特別能量場裡，進行傳送和接收。」

她們聚在一起處理一項很重要的問題。「這個區域的植被被某種事物影響……似乎是跟太陽有關。我收到的訊息是和太陽黑子，日暈這類性質的事有關。地球這時候面臨一些問題，太陽的輻射度對這裡的植被和生命造成影響，干擾了某些人和植物的能量場，使得他們適應不良。情況很嚴重。我們想修正輻射的輸出。我們可以從我們周遭的振動模式感覺到這個輻射。」

我認為要去改變太陽這麼巨大、有力量的東西會是個大工程。「對我們不是，我們不能改變太陽本身，但是我們可以改善太陽的異常對人的影響程度。它太熱了，對一些人的情緒場造成了傷害。大氣層好像越來越薄，因為每次太陽有不尋常的現象，我們就會受到影響。這個影響是很明顯的，這裡的生物都覺得不舒服。魚類也是，還有水。水的溫度很高。」

她繼續說明她們儀式的程序：「我們一起祈禱並和在我們與太陽之間進行協調工作的存在體說話，請求祂們改善這個影響。我們祈求一個保護層，這個保護層基本上像是一個具有保護功能的泡泡，祂可以提供我們防禦，讓我們不受到自己所造成的影響。」

我想知道更多有關她們所接觸的存在體。「祂們是自然界的天神和太陽的心靈，還有所有在這之間運作的偉大生命。有一個天使界和神界存有的階層在共同合作，祂們是我們和太陽之間的代表。祂們讓太陽的能量能被使用、吸收並對這個星球來說是適當的。但事情有了變化，這是很重要的改變。我不知道我們是否能繼續有這些存在體的支持。我們正處在一個轉捩點。……我很悲傷，我整個身體在發抖。我們向來都能召喚這些存在體來幫助我們，祂們也都會盡力協助，可是現在不能了。這是非常緊張的時期。」

十二位女子站成一圈召喚保護。「我們進入藍色的蛋裡，不然我們無法運作。這是一個保護層，它隔阻了在振頻層面的元素，這樣我們十二個人才能進行儀式。儀式會持續一段很長的時間，我們已經多次運用這個方式來改變特定事件，黃道帶上的事件。「蝕」（eclipse）（指天體被遮蔽）這個字在這裡很重要，這次是一次日蝕事件……我不懂這是什麼意思。這是日蝕，不管這是什麼意思。現在我們正面對一個事件，而我們並不知道祂們是否會允許我們繼續召喚保護。如今地球上的人類充滿恐懼，因為事情變化得太劇烈和快速，一切都被影響，我們知道我們所能做的就是站在這裡並且請求，然後接受接下來發生的不論什麼事，這是我們所能做的了。過去我們舉行這種儀式很有效。我們以前也曾和這些能量工作，這並不是第一次。祂們和我們一起合作已經有很多世代了。這裡的生命長度不一樣，所以是非常久的一段時間。在最後的幾個世代，我們一直在召喚同樣的保護。過去這麼做有用，但我們現在知道這一切要劃上句點了。我們必須盡力而為。」

雖然她們非常努力，仍舊失敗了。她說了句奇怪的話，我不明白她的意思。她說：「我們不能再用這種方式繼續下去了。我們現在進入了睡眠狀態。在這之後就沒有別的程序。我們全都必須睡眠一段長時間。」我請她多做說明。她的意思是指她們死了，因此必須離開身體嗎？

有部分的意思是這樣沒錯，但不只如此。「意思是當我們的身體無法再承受太陽的放射時，我們的身體便會死去，所以我們會離開身體。我和其他人一樣都感到害怕，就我們所知，我們會被太陽的某部分能量消耗掉，我們因此而死亡，這是目前我們所知道的事。這宣告了一個時代的結束。將會需要經過很長的一段時間，我們才能再回來並重新運作。我們必須經歷睡眠的期間，這段期間讓其他事情發生，以便能夠回復到曾有的過去，並重建這個黃金時代。我們要睡上好一段時間。這表示我們的意識狀態不會是停留在現在這個時候，不是之前和前幾代的意識狀態。當我們經歷這個黑暗循環期時，我們會進入睡眠狀態。當時機到了，我們會再度甦醒，而世界將會以一種新的方式再度展現。

女性會再度喚起所有的力量，太陽、大氣層、地球和宇宙中所有的神性存在體全都會再次一起合作。我們將再次回到像現在一樣的黃金時期。我們將會以新的方式再次聚集一起，揭示再次甦醒的時刻來臨了。我們很難過，因為知識也會進入睡眠狀態直到……就好像它在我們的身體裡已事先被設定好，就像睡美人一樣，當時間到了，當我們要醒來時，知識會再度綻放光芒。」

她的意思顯然是這個知識和她們運用這個知識的能力會關閉很長一段時間，直到時機對了，這些能力和天賦才會再出現在地球。我被告知這是發生在亞特蘭提斯濫用他們的能力之後的事。這就像保險絲燒壞了，而人類的心智必須等到時機正確了，才能夠恢復這個能力。時候未到前，這個能力必須對人類關閉。我也被告知，他們認為我們現在已經到了醒來的時候，這些能力正開始在許多人身上重現。我由來找我催眠的人知道這種現象正在發生，因為療程的目的之一似乎是要讓他們知道他們有過這些能力，而且他們現在可以取回這些能力了。

我知道她從脫離身體的觀點可以看見發生的一切，因此我請她告訴我她看到什麼。「到處都是火！所有的生命都無法在輻射下生還。由於輻射，我們都著火了，到處瀰漫這個金色的能量和光。我不懂。所有的東西都死了。」我問她建築物的事。「我不覺得這有什麼重要了。所有那些必須在這個頻率和次元生存的事物，那些必須在適當的電磁波平衡下以及適當輻射、溫度和溼度生存的事物，包括植物和動物，全都不在了。一切都要結束了。」

接著她描述看起來是事情平靜後的情況。顯然這並非所有人類的末日，因為她確實看到一些人生還。「這裡很暗。人們回來了，只是這裡是不同的地方，不同的地理位置，這裡暗多了。這片陸地似乎被稱為中亞，也許是在非洲。看起來很像，除了在中亞和非洲之間有比較多的陸地。」

我希望多知道一些引起這場災難的相關原因。「他們當時在實驗和玩弄能量。他們在運用能量，因為那時我們對能量和光以及水晶／矽的力量有很深入的瞭解。我們經常使用它們，顯然我們把這些用到極限了。我並沒有在那個地區工作，那不是我的工作。我是在一個有圓頂的地方做事，因為我是女性，我在這裡工作。外面有其他人，男性，他們被允許做跟能量有關的工作，也有一些女性被允許，我看到他們一起使用這些發電器和水晶之類的東西。他們確實放大了能量，可是他們也製造了一些我們無法反轉的問題。而且這些能量跟太陽互動所產生的輻射影響並不妙。這造成了毀滅性的結果，沒有方法可以阻止這場災難。他們製造了這場災難。他們做得太過火了，因為他們嚴重干擾了這裡的輻射平衡，失衡的結果讓我們變得非常脆弱……我們完全沒有大氣層的隔離來保護我們免於太陽照射和它的輻射，而這多少跟他們的作為有關，因為他們摧毀了，或者說是蒸發了保護我們的屏障，我們本來就不該完全曝露在太陽的輻射下……我們離太陽太近，而那些原本保護我們的精細元素又都被摧毀了。他們玩弄能量的源頭。而現在我們回到了黑暗裡，我們必須重頭再開始。」

我問：「你們的地區是地球上唯一發生這種事的地方嗎？還是其他地方也有同樣情形？」

「這個陸地板塊和區域炙熱不堪，然而其他地方也有很嚴重的問題。我甚至不知道是經過了多少時間才有生命再度出現。這裡很荒涼貧瘠，但我知道這裡是中亞地區，一直延伸到非洲。我看見了一些植物，但不多。沒有什麼複雜的生物，這裡曾經是翠綠一片，但已經不再。這個現象不是地區性的，生命花了很長很長的時間重新開始。其他地方也受到影響，留存下來的事物並不怎麼美麗和美好。這些地方不吸引人，但我們必須去。那裡也沒有多少綠葉。非常乾燥。」

我懷疑這個事件是否就是造成沙漠的原因，那個地區有世上最大的沙漠。「很有可能是這個原因，因為這裡沒有多少植物重生。當我看向未來時，我看到許多暗黑黑的能量。很多地方乾枯貧瘠，和我們知道的沙漠看起來一樣。一片黃土色，荒蕪又崎嶇不平。只有些許的綠色植物零星且散亂的分布。跟我們之前所知的樣貌完全不同。我們之前有美麗的農作物和植物，有很棒的種植方式，我們以獨特且乾淨的方式種植，產量是現代種植方法的十倍，而且不像現代的農作物都有化學物質。因為我們知道如何使用能量讓作物豐收，並且不消耗或消弱其它事物。現在我根本不知道我們要怎麼在這塊糟糕的土地上生活。」

「你剛說你們必須進入睡眠好一陣子才行。」

「是的，而且力量沒有甦醒，知識也還沒甦醒。醒來的是我們原始的心智和身體，是倖存者的心態。心靈和我們隔離了，我們甚至不知道靈魂是什麼了。」

「所以你們是以比較原始的人世重新開始嗎？」

「不是像洞穴人那麼原始。我們是人類，是目前知道的人類，但是生存在一種絕望和飢渴的狀態。生活不再豐饒。知識、食物和植物都不存在了。甚至看不到任何動物。只有一些在地上爬的小東西，只有那種生物可以在這種艱辛惡劣的環境下生存。就這樣。我們甚至吃這些在地上爬的東西。我有個體悟是，我們曾經擁有許多美好的事物，獲得許多幫助，這些都讓我們可以體驗豐饒的生活，但是我們沒有好好珍惜和尊重。宇宙複雜精細的智能使這個地方如完整實體般的運作，而我們並沒有尊重它。我們之中有很多人不尊重這個力量，因為他們沈迷於能量的增強。他們認為越多能量越好，他們取走水晶和矽和一切基本元素的根源，運用它們增強能量，他們認為能量越多越好。因為我沒有參與能量場和能量生產的事，所以我不清楚為什麼他們會這麼想。從我的角度來看，我也一直不知道他們是怎麼看待自己這樣的行為。我們已經擁有一切了，我們不需要再擁有更多。我甚至無法理解為什麼他們會覺得我們需要更多的力量。他們一定是想要達成或做到什麼，我不知道。」

「你認為這其中有什麼課題嗎？」

「更多並不代表更好。有些人濫用能量、濫用力量、試圖對抗那些把我們創造得如此美好的靈界、天使界和自然秩序，並認為它們不具任何意義。對一些人而言，強大的力量和他們的實驗似乎比去尊敬和感恩那些已存在並且一直保護著我們的東西更重要。因為他們不曉得有個比他們所想的還要偉大的力量會把我們都燒掉。現在我們看起來也像在重蹈覆轍。歷史正在重演。……但是那對當時所有的人和生命來說是非常大的傷害和悲傷。極大的驚嚇、悲傷、黑暗和破壞降臨在這些人身上。當時我們都在場，而且是我們同意要經歷那個時期。有些是紀錄的守護者，有些則是單純保管這些紀錄等待我們甦醒過來。其他人是來加速以及讓這個事件發生，這並不是聰明和有智慧的做法，但是就是這麼做了，每個人都扮演了他們同意來這裡扮演的角色。我不瞭解為什麼必須要用這樣的方式。我想可能是有些經驗我們必須去經歷。我也不瞭解為何事情會這樣發展，但就是這樣了，所以接下來該發生的事就都接著發生了。」

我召喚潛意識，問它為何選擇讓麗塔看到這一世，這和她現在這世有何關聯？

潛意識說：「這是她的心受傷的地方，也是整個靈魂受傷的地方。很多靈魂都受到傷害。我們就是在這裡跌倒，這對（靈魂的）所有層面來說都很震驚，每個層面。這就像是對靈魂的攻擊。在星光層，這個存在的每個層面都受到驚嚇，因此不讓她記得。如果讓她知道所發生的事，她一定會因為即將到來的日子感到非常沮喪和痛苦，靈魂記起這些也沒有意義，因為離她要回來的時間還有很長。麗塔的心輪已經被保護得太久，如今這樣的保護已不再適合，她可以帶回這些記憶了。現在這個時期對我們所有人來說都是非常重要的。能夠看到我們再度學到如何種植以及豐富事物是件很有趣的事。然而，我們增殖了動物、植物及各種東西，現在卻又要再次摧毀它們。這真是無法容忍。」

在當時科學已經失控，科學家操弄氣候和大氣層。「很顯然他們做了一些事，使得我們在電磁層面變得很脆弱。我們變得很容易受到太陽以及太陽異象的傷害。他們要為這件事負責。不知何故，我們和太陽間的保護屏障變薄了，如果地球沒有適當隔熱，太陽也只是在盡它的功能。」

她所屬的那個團體知道這樣負面使用自然力只會招致災難。他們試圖運用他們的正面能量去中和影響，但沒有成功。錯誤使用能量造成臭氧層破了一個大洞，導致太陽光直接射入並燒焦地球上的某些區域。數百萬人失去了他們的家，氣候也改變了。陽光直射的地方形成廣大的沙漠，從此那裡再也見不到生命和沃土。這個情況聽起來跟我們現在實在是可怕地熟悉。到底要重複多少遍歷史，人類才會記取教訓？地球是個有生命的有機體，如果造成太多傷害，她是會反抗的。如果人們認為他們有支配的力量而想為所欲為的話，地球絕對有能力抵抗。

★　★　★

以下是另一個古代文明被毀滅的案例。

卡洛是一位很有天賦的靈媒，她和警察合作，也幫助來自世界各地想從歷史遺址發現失落資料的人。我和卡洛是多年的朋友了，這場催眠是我去拜訪她時，在她位在阿肯色州小岩城（**Little Rock**）的家中進行。我們想要尋找對她在埃及的調查工作有幫助的資訊。像往常一樣，我一開始就讓個案的潛意識帶她回到跟今生所發生的事最有關聯的適當前世。身為靈媒的她很習慣這種出神狀態，加上她認識且信任我，因此卡洛很快就進入了催眠狀態。

她從雲端下來，發現自己在一個很陌生的環境裡，她有困難描述所見的景象。「有好多房子，是住家，但它們是一個一個地堆在彼此上面。」這些房子是用各種顏色的泥土建造而成。「我找不到可以比喻的東西。這些房子相互交錯。這裡有很多獨立的住處，每個都有入口，一個交錯在另一個上方，很像是座由房子堆積而成的山或山丘。」它們並不是堆成山，而是直立得看起來像是山或峭壁。

「有些比較突出，有些比較內縮。有些內縮的是為了要讓出路來。它們看起來非常怪異。在我左手邊有些房子不是像山那一堆，但它們看起來也很奇怪。屋頂斜得很奇怪。平坦，而且角度怪異。這裡沒有什麼植物。這裡只有這個有著怪異房子的城市。」

我請她描述自己的樣子。她看到自己是個年輕女孩，大約十四歲左右，有著一頭紅髮和非常淺的膚色，身著一件寬鬆有層次感的束腰外衣。最明顯的是她的脖子上有條串著一個很大的紅色石頭的項鍊。當她越跟這個女孩的身分認同，她的聲音也越來越像小孩子。

卡：一條項鍊（她冒出這個字的感覺就像是她不會想到這個字），上面有紅色的石頭。

朵：聽起來很漂亮。

卡：漂亮？不。這是一個工具。是天然的。它很長，是用來……（她似乎對英語不熟悉，找不到適合說明的字。她用的大都是單字而非句子。）心。是要用在心的。打開。心要敞開。

朵：你知道怎麼使用它嗎？

卡：我一直都知道怎麼使用，我們每一個人都知道我們該怎麼使用這些石頭。每個人都知道。

朵：不同的事用不同的石頭嗎？（對。）你們每個人的石頭都不一樣嗎？

卡：是的，每個人的石頭都不一樣。我的是紅色的，是要讓心保持敞開，在合一裡流動。

朵：你說還有其他人。你們是一個團體嗎？

卡：是的，而且我們一直都是這麼做的。

朵：甚至是小孩的時候？

卡：是的，一直都是。

朵：有人教你怎麼使用嗎？

卡：（覺得疑惑）教？

朵：告訴你怎麼用？

卡：嗯，很多。

朵：很多人告訴你……

卡：（打斷）人……不，不是人。人們不知道。人們不瞭解。

朵：你的意思是一般人不知道怎麼使用？

卡：他們不會，我們幫他們。

她的團體裡共有十二個男孩和女孩，他們全都差不多年紀。她回答的方式很簡單，很像小孩子。

朵：但是你剛才說你們一直都知道怎麼做，而且有人告訴你怎麼做。

卡：(困惑)嗯……我需要找個字來代表我的意思。我需要一個名字。

朵：也許不是一個名字，只是段描述。你剛才說他們不是一般人。

卡：他們不是人類。(她找不到字來形容)他們是美麗的一群。

朵：他們長什麼樣子？

卡：閃耀，漂亮。他們來自源頭。是「一」。他們讓我記得我是誰，可是我不是一直記得。

朵：為什麼？

卡：不安全。

朵：為什麼不安全？

卡：審問。會有太多的注意。

朵：來自這個城市的人嗎？

卡：不是，是黑暗勢力。我們是安全的。我們是受到保護的（她說這個字時彷彿這是個奇怪的字）。但是如果我們受到太多的注意——因為我們還年輕——這對我們的物質身體可能會是危險的。

朵：所以你擔心的並不是這城市裡的人？

卡：嗯……不是。他們是在瞭解和開放的時期，不是全部，但是大部分是這樣。他們的智慧還在萌芽的階段。

朵：你有家人在那裡嗎？

卡：家人？有。

朵：你的家人知道你學的東西嗎？

卡：他們沒有選擇，他們是我們的家人。他們有身體，我們很愛他們。但是他們並不是完全瞭解。

朵：你說他們沒有選擇。這是什麼意思？

卡：（她不知如何說明）被迫嗎？（困惑）我還不是完全瞭解。他們必須讓我們做我們該做的事，他們不能阻止我們，事實上他們也不想阻止我們。但是，他們瞭解我們是不同的。因為這樣，所以他們並沒有要干涉我們，但是他們不瞭解為何他們被迫要讓我們做我們需做的事。他們不明白為什麼。他們是不得已的。

這跟前幾章提到的出生在普通家庭的孩子，他們的家人無法瞭解他們特殊能力的情形很類似。在那些案例，小孩被送到神殿撫養，因為他們的父母不瞭解他們。在這個案例裡，這些具有特殊能力的小孩在沒有父母的干涉下發展和練習他們的能力。

我想要知道更多有關她脖子上這顆特殊石頭的事。「你說團體裡其他人各自有不同的石頭。是針對不同身體部位的嗎？像你的就是針對心。」

卡：對，對。能量。各個能量中心。

朵：他們的石頭有哪些顏色？

卡：藍色。那是幫助溝通、說話、通靈和帶來訊息。（她說這些話時很吃力，好像對這些字句不熟悉而且有困難發音。）黃色：為了健康。神性的平衡。

朵：你是指平衡靈性和物質性嗎？（對。）還有其他的石頭嗎？

卡：其他石頭……有。綠色。綠色是療癒用。綠色也用來維持與地球能量間的平衡。還有植物，它可以幫助與植物溝通。

朵：喔，你們能夠跟植物溝通？

卡：（強調的語氣）對，沒錯！植物會教導我們。

朵：我從來沒這麼想過。植物都教你們什麼？

卡：教我們如何使用它們。

朵：喔？你們如何使用植物？

卡：以它們被創造出來的目的。（語氣好像每個人都應該知道似的）用來幫助人。幫助其他植物。幫助環境。幫助動物。幫助創造合一。它們可以做任何事。

她的語氣像是無法相信我竟然不知道這些事情，這些對她來說顯而易見且基本的事，對我來說也應該如此才對。

朵：我想我從來沒想過可以這樣。你們用植物來幫助人嗎？

卡：是的，我們被告知要怎麼做。植物知道自己應該被如何使用。

朵：我是想到採摘樹葉什麼的。

卡：我們不用破壞植物就可以使用它。

朵：我想到的是使用植物或葉子、莓果或花朵。你們不用這麼做嗎？

卡：可以這麼做。

朵：如果不用破壞植物的話，你們是怎麼做的？

卡：(她講得很簡單，好像在對一個小孩說話。)你用它們的意識啊。用振動和本質。要求它們做它們能做的。

朵：喔，我從沒想過它們也有意識。

卡：所有的東西都有意識，但是我們必須要非常小心使用，因為會引來注意。

朵：其他人就是不瞭解，是嗎？

卡：沒關係，有些人懂。

朵：你居住的城市裡有運輸工具嗎？

卡：(困惑)運輸工具？

朵：你們是如何從一個地方到另一個地方？

卡：(停頓，仍然感到困惑)是為了誰？

朵：嗯，如果你想從城市的某地到另一個地方，你們要怎麼做？或是想去城市外面？(仍然困惑)我想我只是對這個城市感到好奇罷了。

卡：城市？移動嗎？(對。)交通工具？(感覺像在說一個不認識的字)

朵：對。你知道那個字嗎？

卡：透過現在的心智，我知道。

朵：現在的心智。這是什麼意思？

卡：(因困惑和挫折而停頓)翻譯。透過現在的語言心智來翻譯。(慎重、強調的口吻)透過現在的心智翻譯。

朵：用現在的心智來翻譯。(我不懂，但是我繼續問這個用語)有交通工具嗎？你剛剛用那個字。

卡：交通工具，(不知如何解釋)單一交通工具，有些是靠雙重工具移動。一般的移動就像……磁性？

朵：你可以坐進這些交通工具然後去其它地方嗎？

卡：坐進去？可以。

朵：它們是在地上走的？在地面上嗎？

卡：類似，對。

她進入的出神狀態越深，溝通就變得更加困難。我知道她越來越認同那個人格，因此很難以我們可以瞭解的用語來形容她看到的景象。她完全脫離了卡洛的心智，卻試圖用卡洛的字彙。

卡：我沒辦法……我試著透過現在的心智解釋。電磁的。

朵：你坐進去之後，接下來呢？

卡：出發！

朵：這樣就可以了？（嗯。）透過使用現在的心智。

我當時不瞭解她指的是卡洛的心智。她的意思是她透過卡洛的心智，使用卡洛的字彙來翻譯。

卡：不是。是透過現在的心智翻譯。

朵：（我還是不瞭解）透過現在的心智翻譯，交通工具就可以動了，是這樣嗎？（她很挫折：不是。）很抱歉我不懂，我很想要瞭解。

卡：我現在是透過心智翻譯給你，這心智是……（困惑的語氣）

朵：我想我現在瞭解你的意思了，你是在找適當的字，是嗎？（是的。）而另一個心智，你的心智，並沒有適當的字可以表達。

我終於懂了，這讓她鬆了一口氣，她終於讓我明白了。

朵：你盡力表達，我只希望你盡力就好。用你能找到的字彙就可以了。這些交通工具是用什麼發動的？

卡：（緩慢的）電磁…脈衝。

朵：你需要駕駛它嗎？還是要怎麼讓它走？

卡：思想。

朵：如果你能用思想就讓它動的話，你的思想一定很有力量。只要想著要去哪裡就可以了嗎？

卡：交通工具會依照你的想法移動。

朵：它遵從你的想法。（是的。）城市裡的每個人都有這樣的能力嗎？

卡：（再度遲疑）有些人可以，有些人不行。不行的人可以被那些可以的人載。

朵：我知道了，那些不知道如何操作的人必須讓那些會操作的人載送。聽起來這是個不錯的城市。

卡：對，目前來說還不錯，但是黑暗時代就要來了。

朵：你怎麼知道黑暗時代要來臨了？

卡：（難過的語氣）我們知道，（幾乎快哭了）我們知道。

朵：妳看到什麼了？（她哭了）

卡：所有的東西都會不見。全部消失！

朵：你看到發生什麼事了？

她放聲大哭，很難繼續說話。

卡：(啜泣)將會有黑暗……和變動，而我們一點辦法也沒有。

朵：是誰會引起這個黑暗?你能夠看到嗎?

卡：(啜泣)我不完全明瞭。他們不醒來。他們不加入……加入覺醒的過程。成為一體的過程。

朵：你不曉得是什麼引起黑暗?

卡：它就要來臨了。(猶豫而且困惑)黑暗勢力?不是這裡的。

朵：它們是從其他地方來的?

卡：部分是。很可怕。我們不能老想著這件事。我們知道它會來臨，但是我們會在我們還能做些事的時候盡力去做。

我決定將她帶離這個場景去看看到底會發生什麼事。我指示她去一個重要的日子，並問她看見了什麼。她立刻就到了那個重要的日子，而且看起來很懊惱。她在呻吟。

朵：發生什麼事了?

卡：（她停了幾秒後才回答，但從她的臉部表情我知道有事發生。）我死了。（簡單而直接的口吻，不帶情緒。）

我知道如果要找出發生了什麼事，就必須把她帶回到事情發生之前。我告訴她如果她願意的話，可以讓自己以觀察者的角色來看這件事。這像是創傷性的事件，如果她從一個客觀的角度來看會比較容易。她的臉部表情顯露了情緒，接著她深吸一口氣，開始告訴我她看到了什麼。

卡：圓圈，我們圍成一個圓圈。我們在轉圈圈，有個東西在圓圈的中央。（當她試圖解釋時看起來是困惑的）那是個方尖塔，塔上有個石頭。我們圍著這個塔轉圈圈，逆……逆時針方向轉。

朵：你們為什麼要做這個儀式？

卡：把光帶進來。黑暗就要來臨。只要我們還撐得下去，就要一直這樣做。

朵：然後發生什麼事了？

卡：爆炸了。黑暗爆開了，轟隆隆作響。尖叫聲！我們必須繼續。

朵：是哪裡爆炸？

卡：西邊。

朵：你知道是什麼引起爆炸嗎？

卡：我不知道。有……（完全困惑，她無法形容所看見的事）地球……改變了。有東西爆炸，這個爆炸引起更多的爆炸。我不知道。黑暗……你可以看見黑暗正在來臨。我們要保住光亮。為了連結和希望。

朵：接下來發生什麼事？

卡：（大嘆一口氣）結束了！

朵：是什麼引起的？

卡：所有的事。那就像……（困惑）爆炸？它像一個巨大的波浪。水波。（困惑）能量。水。爆炸。熱。所有的東西都……（沮喪）有個詞，破瓦殘礫？堆積如山的破瓦殘礫。

朵：喔，是那種波浪，大量的殘礫。在那種情形下你們就無法逃離了。

卡：沒辦法逃離。我們必須繼續做我們在做的事。

朵：能做多久就多久？（對。）之後就是一片黑暗和爆炸。（是的。）你就是在那個時候離開了你的身體？（是的。）你們所有人都是在那個時候一起離開身體的嗎？（是的。）那很好，至少你不孤單，不是嗎？

卡：是的，我們不孤單。

朵：當你從那個觀點往下看的時候，你可以看到發生什麼事嗎？

卡：地球……變了。非常大的改變。大變動！

朵：到處都是這樣嗎？

卡：（先是困惑，接著說：）對，是大規模的。

朵：如果這同時發生在每個地方，那麼一定有許多人因此喪生。

卡：好幾百萬人。

朵：你現在從那個觀點可以看到更多事情，因為你已經離開了你的身體。你知道這是發生在什麼地方嗎？它有地名嗎？還是大家都怎麼叫這個地方？

卡：（大嘆一口氣）不是現在的你們會知道的。

朵：聽起來像是一個文明。

卡：是的，沒錯。

朵：非常進化的文明。但你的團體比其他團體更先進，對吧？

卡：一定是的。

許多專家和考古學家都否認這些古文明可能存在過。他們主張如果這些古文明曾經存在，他們應該會發現一些證據才是。這次的催眠說明了為何我們找不到這些古文明的遺跡。不只是因為有些已經被深埋在海底，也有些是被埋藏在泥土和瓦礫山之下，以及狂沙紛飛的沙漠裡。像這樣的情況，很難去發現可以證明這些文明的文物。要是我們的現代文明突然遭逢巨大災難而被掩埋，情況也會如此，所有我們偉大的建築和科技都會瞬間消失，未來的人類永遠也不會知道我們曾經到達如此先進的發展，除了透過可能流傳下來的傳奇裡知道。因此我告訴懷疑論者，不要那麼肯定地說這些文明不曾存在，因為我們的未來也可能會是如此。

朵：你在那一世的時候，提到其他的生命體教導你們。（對。）當你現在從這一邊來看，你知道他們是誰嗎？

卡：是我們的指導者。還有很多很多幫助和協助我們的生命體。他們是來自其他……空間？次元？……的靈性生命體。

朵：為什麼他們要幫助你們的團體？

卡：我們並不是唯一的團體。他們也協助別的群體。

朵：但是他們並不給一般人這些資料。

卡：他們可以給，但一般人並不想要。只有一些人想要。但那些想要的人的目的卻是為了自己，為了小我。這樣就錯了。

朵：現在沒事了，因為你們還活著，不是嗎？

卡：永遠都會活著，不可能不活著。

朵：這倒是真的，因為沒有人可以真的殺掉你。你是永生的。

卡：沒錯。但是當我們以肉體存在時，我們是有限的。而且時間永遠都不夠。

我接著引導她離開這個令人難過的場景，並且將卡洛的人格帶回身體，這樣我才可以問潛意識問題。

朵：為什麼你選擇讓卡洛看到這一世？

卡：一直都是這樣，我們總是一起回來。我們總是選擇同個時期一起回來。

朵：你是說團體嗎？

卡：是的。我們個別回來，不在相同的時間範圍。

朵：你是指過去嗎？（是的。）但是現在你們又都一起回來了？

卡：很多靈魂迷失了。在那一世。在轉世間。還有在這一世。

朵：你是說他們並沒有全都回來嗎？

卡：很多去了其他團體，這些團體也有做類似的事，為的是要平衡，好讓事情能順利進行。

朵：那一世和她現在這世有什麼關聯？

卡：知識。合一。意識的知識。一切都是相關的，所有的知識都可以被使用並帶來改變。

朵：你的意思是我們會再次經歷同樣的事情？（是的。）某方面來說這聽起來很像，不是嗎？她是要把這個知識帶來我們這一世嗎？（是的。）在那一世她知道許多有關石頭和植物的知識，對吧？

卡：不只。還有諧波（harmonics）的知識。頻率的知識。透過任何人或任何事物的頻率獲得資料的知識。還有時光旅行的知識。

朵：這個團體透過諧波和頻率的知識就可以做到這些事？

卡：對。大腦是……（尋找適當的字）全像式的（Holographic）。

朵：全像式。他們是怎麼進行時光旅行？

卡：靠入口。

朵：她知道如何找到這些入口嗎？（知道。）所以她從那一世獲得了這些知識？

卡：是的。還有來自別世的知識輸入到這世。

我想知道卡洛是否被允許將這些知識帶回這一世，因為沒有東西會是失去的，它一直存在於潛意識裡，等著適當的時候再度使用。潛意識回答可能會有困難，她一直有深層的恐懼，因為她在許多世使用了這些知識，但她在某些世經歷過極度危險的情境。恐懼深植在她內心，為的是保護她，不讓她暴露在對她身體有危險的情況裡。潛意識同意釋放恐懼的時機已到，這樣她才能把知識帶回這一世。潛意識告訴我它有鑰匙，但我是那個啟動程序去開啟的人。它說我必須喚起哨兵（sentinel）。這對我來說是新的觀念，我問潛意識這是什麼意思。

卡：內在和外在知識的哨兵。

朵：哨兵可以以安全的方式慢慢釋放恐懼？

卡：不用慢慢地。

朵：但是要安全。

卡：安全地釋放。

朵：我們不想讓她的心智負荷過多，必須是要用她可以應付的方式來釋放。

卡：沒錯，但是保護……恐懼……的想法必須被移除。

朵：哨兵聽起來像是非常重要的人。他有能力去做這件事，並讓適量資訊被釋放出來嗎？

卡：我給你許可去解除用恐懼來保護的思想，其餘的都會水到渠成。我現在解除用恐懼來保護的想法。永遠解除。

朵：這些知識只能被用在有益的地方。為正面而使用。對吧？

卡：只能用在有益的地方。

朵：所以知識會開始回來了，那已經被隱藏了好久。(大嘆一口氣)而她也可以再次使用這個知識了，真是太棒了！謝謝你讓這事發生，沒有你這不可能辦得到。

卡：沒有你這也不可能會發生。

朵：我只是幫助卡洛取得她想要的資料的工具而已，我感謝你讓這件事發生。你要如何去釋放這些資料？會是用夢還是直覺嗎？

卡：知識。**她會知道**的，她會記起來的。

★ ★ ★

這些案例說明了在過去世裡，許多人都知道如何使用心智力量的偉大知識。雖然我們已經忘記了這些能力，這些知識仍舊等待著它們復興的日子。現今許多人都帶著如何使用心智的記憶回來，而現在正是重新啟動這些記憶，並好好利用這些知識來幫助我們星球的時候了。這些個案確實是很特別的一群。而我從工作中發現，他們的人數比任何人以為得還要多。再次覺醒的時候就是現在了！

第八章 被帶往安全之地

透過我與外星人和催眠個案的合作，我被多次告知，如果地球面臨了毀滅的時刻，或是有另一個大災難來臨而且會危害到人類，外星人會將我們帶離地球。我在催眠時發現，這個情形有好幾個版本。其中之一提到他們正在準備另一個幾乎和地球一模一樣的星球。這個星球在地形構造上和地球並不相同，但人類在那裡能夠生存，它被稱為「新伊甸園」（New Eden），目前已經有動物和植物在那個星球，因此人類去了會感到自在。另一個版本則是人類會被帶上太空船，等待劇變後的地球穩定下來。

不論是哪種情況，我假設都要等上好幾千年，地球才會穩定並再次適合居住，因為一切必須重頭來過，要看災難的嚴重程度而定。如果倖存者被帶離地球並等待返回的時機，我認為也必然會是那群倖存者的後代回到地球重建文明（即使是從原始的階段開始）。

我也被告知，這種文明被摧毀、生命必須重新來過的情形，在地球動盪的歷史裡，已經發生過很多次了。來自外星人的最重要訊息，就是人類這個種族絕不能消失！他們已經投注太多時間和心力在我們的發展上，因此不能讓我們因自己的愚昧而自我毀滅。

我以我們人類的思考邏輯認為，由於地球恢復所需的時間會是不可思議的久，所以必然是生還者的後代回到地球，重新在此居住。然而在接下來的催眠療程，我卻發現我的假設是錯誤的。

★ ★ ★

當瑪莉安離開雲端，她發現自己是個年約三十、有著一頭黑色長髮，身著短袍，袍間繫個腰帶的男子。他站在一座森林的邊緣，望向草原對面的一個小城鎮。這是他的目的地，他在兩、三天前就離開自己居住的村落前往這裡。進入這個城鎮後，他發現這裡的居民非常迷惘。「有事情發生，但這裡的人不清楚狀況。他們一片混亂，到處走來走去，想了解究竟是怎麼回事。」似乎沒有人知道究竟怎麼了，但是他們每個人的反應就跟動物感覺到危險的反應是一樣的。個案也感到憂慮和不安。

「我的任務是要讓這裡的人加入我的團體，也就是我的村落，我有點像是特使。但是，嗯……面對這混亂我要如何開始呢？會有位天生的領導者帶領大家協力合作，我必須找出這個人，幫助我完成我需要完成的事。這個人不一定是官方的管理者。現在有狀況發生，到處都很混亂，不光是這裡。這個情形影響了每個人，所以我們必須團結起來才行。」

他後來發現他要找的是位女性。「她看起來很理智，我們的思考很像。她知道必須控制情勢，需要把大家組織起來。她願意協助我，和我一起合作。她很冷靜而且受到敬重。」

他知道大家會聽她的話，因此當她對群眾講話時，他只是站在後面。「我跟她確認她需要知道和該做的事，然後她走出去向群眾喊話，人們也開始聆聽，他們很需要，也很想要有人出來跟他們說話，因為他們感到害怕。他們需要某種指引，但顯然他們的領導者並沒有讓他們安心。」

我不知道到底是發生了什麼事，是什麼引起混亂，而瑪莉安在這其中的角色又是什麼。但我不能誘導我的個案，我只能用提問的方式讓故事展開。我問：「你現在決定怎麼做？」

「在她提出聯盟的想法之前，先讓她和群眾合作一段時間。當村落間形成聯盟，我們就能一起討論策略。有些人去了其他村落，這就像是組成一個議會。我們有共同的威脅，而這個威脅並不是來自別的人。」

我以為也許是敵人入侵，因為歷史上發生過無數次這類事件。「很難界定，因為我也不了解。我不確定是不是地球的變動，還是來自外在的威脅。沒有人可以確定是什麼。但如果我們能夠組織起來團結一致，我們就能克服這個混亂。」

我決定帶他往前去看看到底發生什麼事，希望能釐清狀況。他看到所有的人都聚集在一個很大的空地上，她大嘆一口氣，然後說：「太瘋狂了！」停頓一會兒後，她很不情願地告訴我她看到的事。「我看到太空船。外星人的太空船。他們的船降下來了，大家都很害怕，但是他們沒有敵意。」

他描述太空船「有點圓，但不是球的形狀，是比較橢圓的。這些外星人也不是長得小小的，他們比人類高大，一抓就可以抓起很多人。」太空船並沒有降落，而是在地面上盤旋。

朵：那你怎麼反應？

瑪：（歇斯底里地笑）努力假裝我不害怕。

朵：大家知道會發生這樣的事嗎？

瑪：我們這輩子從來沒見過這樣的事。也許在心靈層面上我們是知道的。在動物直覺的層次上，我們知道有事要發生，但不知道是什麼。這是為什麼我們要組織起來，因為有威脅，但沒人了解這個威脅是什麼。

朵：所以這是你們無法事先做準備的事情。

瑪：沒有辦法，但是我們必須準備，如果不這樣，大家就更會驚惶失措。所以你必須要有條理。現在很多村落的人都來了。

朵：發生什麼事了？

瑪：我們必須離開。每個人都必須上太空船。

朵：是有人告訴你的嗎？

瑪：沒有。我知道。我就是知道。

朵：為什麼必須離開？這裡是你們的家啊！

瑪：因為這裡有事要發生了。如果我們不走，我們都會死。所以我和那個村落的女子才會在這裡和來自各個地方的人在一起。我們知道我們必須讓大家一起離開。

朵：你知道是什麼會讓你們喪命嗎？如果你們不走，會發生什麼事？

瑪：地球上將會有事發生。

朵：大家願意離開嗎？

瑪：大家都嚇壞了。很難要他們離開。我不能讓他們知道我也害怕。我和這位女士，還有來自其他村落的人會在這些太空船上幫忙帶領大家。我們在試著集合他們。有些人自願跟我們走，他們願意跟隨。至於其他人，我們必須鼓勵他們；他們認為這太瘋狂了。

我要求他描述大家上了太空船後，船裡的情況。

瑪：船上有足夠的空間容納我們。不擠。

朵：你說有好幾艘太空船？

瑪：對，在不同的地方。遠遠看過去就可以看到。我們可以帶東西或動物，或任何想帶的東西上船。

朵：你可以看見跟太空船一起來的這些外星人嗎？他們長什麼樣子？

瑪：（咯咯笑）他們在努力看起來不那麼有威脅性。他們微笑並伸出他們的手，努力表現友善。他們很小心地接近人。

朵：他們看起來像人類嗎？（是的。）那樣就不會嚇人了。大家上船之後呢？

瑪：（停頓很久）太空船飛出天際，進入太空。

朵：你有什麼感覺？

瑪：有很多事要做。要對大家說話，告訴他們一切都會沒事的，這樣做是對的。不會有事了。我開始放鬆下來。我好忙。

他能夠看見太空船外的景象和下方的地球。我想知道看起來是什麼樣子。在描述時，他深深嘆了口氣：「地球看起來像是我想像裡的太陽烈焰。地球像是著火了，有東西在燃燒。我不知道是不是火山，我不知道那是什麼。」

朵：你可以問問太空船上的人發生了什麼事嗎？

瑪：可以。他們都在忙，但我想我可以問問。

朵：就問看看地球發生什麼事了。

瑪：只是星球的變化，你不會瞭解的。（咯咯笑）可以試看看。（笑）

朵：是啊，請他說看看。

瑪：這相當於火山、彗星和原子彈爆發的合併，這是我能理解的最貼近的描述了。他們知道這種情況將要發生，所以想要盡可能地帶很多人離開這裡。我們會再回來的。

朵：你們會馬上回去嗎？

瑪：他開始解釋我們會被安置一段時間，時間會過去，會流逝，但我們不會改變。然後我們就會回去了。

朵：這是個有趣的說法：時間會流逝，但你們不會改變。他可以再解釋清楚一點嗎？

瑪：這並不是生命停止的狀態，而是時間過去，但你不會……（輕聲地說）我要怎麼解釋呢？地球上的時間會繼續，但太空船裡的時間不會流逝。

朵：聽起來像是兩種不一樣的……我不認為「時間」是正確的用語。

瑪：那裡有時間，但這裡沒有。

這跟外星人曾跟我說過的概念很類似；時間是幻相。從人類的角度來看，時間會流逝：小時、天、星期、月，因為我們被困在這樣的概念裡。他們沒有時間的概念，所以對他們來說時間是不存在的。這是為什麼他們可以不受限制地穿越時空。他們說人類可能是宇宙中唯一找到方法來衡量不存在事物的物種了。

朵：他們要讓你們一直待在船上，直到可以回去為止嗎？

瑪：對。這不會太久。

朵：但在地球會是很長的一段時間。（是的。）所以你們不會去別的地方。你們會一直待在太空船上。

瑪：就這樣盤旋。

這回答了我之前的疑問。我原以為他們會被帶到其他地方等候災難過去，直到地球可以再度維持生命，而這可能會花上好幾千年。假使他們沒有被困在時間的概念裡，那麼在觀看這個過程的時候，就會像是在看快轉的錄影帶一樣。

瑪：還好這不會花很長的時間，這樣大家就不會太難過。這裡有足夠的空間，所以有些人帶他們的動物上船。(笑)這好像諾亞方舟喔。

朵：(笑)我也是這麼想。聽起來很像。

瑪：我們在船上並不覺得過了很久。

我下指令讓他去看太空船下方的地球所發生的事。

瑪：很像七月四日慶祝國慶一樣。你知道的，煙火。地球現在看起來就像各個地區都在放煙火。到處是火和塵埃雲團。你可以看見顏色在變化。

朵：你說顏色變化是什麼意思？

瑪：一開始是一些綠色、藍色，還有白色雲團的東西。接著這些雲團開始燃燒。有時候是灰灰的雲，之後轉成髒髒的褐色，然後又變成灰色、看起來骯髒的雲團，這些慢慢消失後，那些藍色、綠色和白色又再出現。

在短暫的時間裡，他看著一場可能是經過了好幾千年的事件過程。我後來帶他來到他們回到地球的時候。

朵：外星人有把你們帶回原來的地方嗎？

瑪：這很難說。這裡又有樹和其他東西了，它們長回來了，但是沒有村落，也沒有人造的東西存在。除了我們當初帶著的動物外，這裡也沒有別的動物。

朵：外星人帶你們回來後，他們有陪你們一起嗎？

瑪：他們告訴我們，我們必須重新開始。

朵：所以幫助你們重建不是他們的責任？

瑪：他們試著讓人們理解必須使用自己所知道的任何技能來重建。

朵：要重新開始很辛苦。（是的。）至少外星人救了大家。

瑪：沒錯。而且他們鼓舞大家的士氣，給我們信心。告訴我們為什麼能做得到。

朵：地球的一切都被摧毀了嗎？（是的。）整個世界？（沒錯。）之後外星人有離開嗎？

瑪：是的。他們要離開繼續做他們該做的事了。

朵：而你們要重新建立家園了。這必須要很有毅力才行。

接下來我引導瑪莉安去看那一世的另一個重要日子，雖然我不認為還有比剛才所經歷的更重要的事了。他宣稱：「我活不久了，我發生意外。在重建過程中，有棵樹倒下來壓到我。」於是我移動他來到靈界，從這個層面來檢視他這一世。我問他從這一生學到什麼。「有時你必須接受未知，順其自然過生活。」

接著我整合瑪莉安的人格回到身體，取代另一個存在體，並帶出潛意識。

朵：為什麼你選擇讓瑪莉安看到這奇怪的一世？

瑪：因為又要發生了。

朵：(我很驚訝)你這麼認為？

瑪：又要發生了。地球將會有變化，太空船又要來了。

朵：這和瑪莉安現在這一世有什麼關聯？

瑪：因為她知道又要發生了。她已經經歷過一次，而當地球要再次經歷時，她也會在這裡。

朵：那世的他從太空船上可以看見地球的狀況。地球發生什麼事了？

瑪：有很多變動。很多的破壞。這是一個循環。

朵：上一次是因為人類而引起的嗎？

瑪：不，這是循環。一個自然的循環。

朵：是地球要經歷的循環？（是的。）但這不表示所有的生命都要消失，對吧？

瑪：對，他們不想所有的東西都被摧毀。

朵：這很重要，因為重頭來過要花很多心血。他們說：「時間在地球上會流逝，但在太空船上不會。」這句話是什麼意思？

瑪：因為這就是時間運作的方式。

朵：地球回復到適合居住的狀態一定過了很長一段時間，然而太空船上的人並沒有變化。

瑪：時間是你們專注的焦點。在地球上，你們是一步一步地走，當不在地球就不須如此。你們只要專注，就會到達專注的地方。如果你聚焦在某處，你就會在那兒。並沒有時間的量尺。你是在量尺之外，因為並不需要量尺。

朵：這對我們人類的心智來說一直很難理解。

瑪：又要發生了。我不確定是否會在這一世發生，我是指瑪莉安這一世。但她的工作是要讓世人知道這件事。我們的計畫是讓她慢慢地發現資料，這樣她才不會難以負荷。但資料已經在那裡了，她必須要去發現。而這跟……地球計畫有關，她必須讓大家知道這些事，讓人們預做準備，讓更多的人覺察。人生不是只庸庸碌碌，除了買食物和生活用品，還有很多重要的事。瑪莉安需要打開人們的心。他們必須覺醒，他們並不笨。

朵：我被告知過很多次了，人類在傷害地球。你的意思是這樣嗎？

瑪：（大嘆一口氣）不僅如此。停止傷害地球會延緩事情的發生，但還是會發生。就這樣。

朵：我們現在沒有方法可以阻止事情的發生嗎？

瑪：沒有辦法。已經快發生了。

朵：那瑪莉安該做些什麼呢？

瑪：繼續喚醒人們。事情也許不會在這個世代發生，但是越多人知道地球即將發生這樣的事，到時候就會有越多人準備好並且願意上太空船。

朵：會是同樣的情形？（是的。）外星人會來帶走一些人？（對。）但還是會有一些人不想走？

瑪：那些懦弱的人會留下。

朵：我猜想懦弱的人就是那些害怕離開的人。

瑪：瑪莉安必須告訴人們他們從沒想過，也沒看過的事。那些他們向來覺得怪異和可笑的事。

朵：你是指形上學的概念？

瑪：沒錯。不見得一定要是幽浮。

朵：這會是進化的方法嗎？（指瞭解形上學）

瑪：這會是救命的方法。

令人訝異的是，我持續從來自世界各地的許多個案身上，得到這些一小片一小片的拼圖。我的工作就是把這些拼圖拼湊起來。隨著這些資料的組合，這個拼圖開始有些雛型了，雖然我們的意識還是無法完全理解這龐大的謎團。

看來，還有許多我們尚未取得的資料。

第三篇

進化的存在體和業力

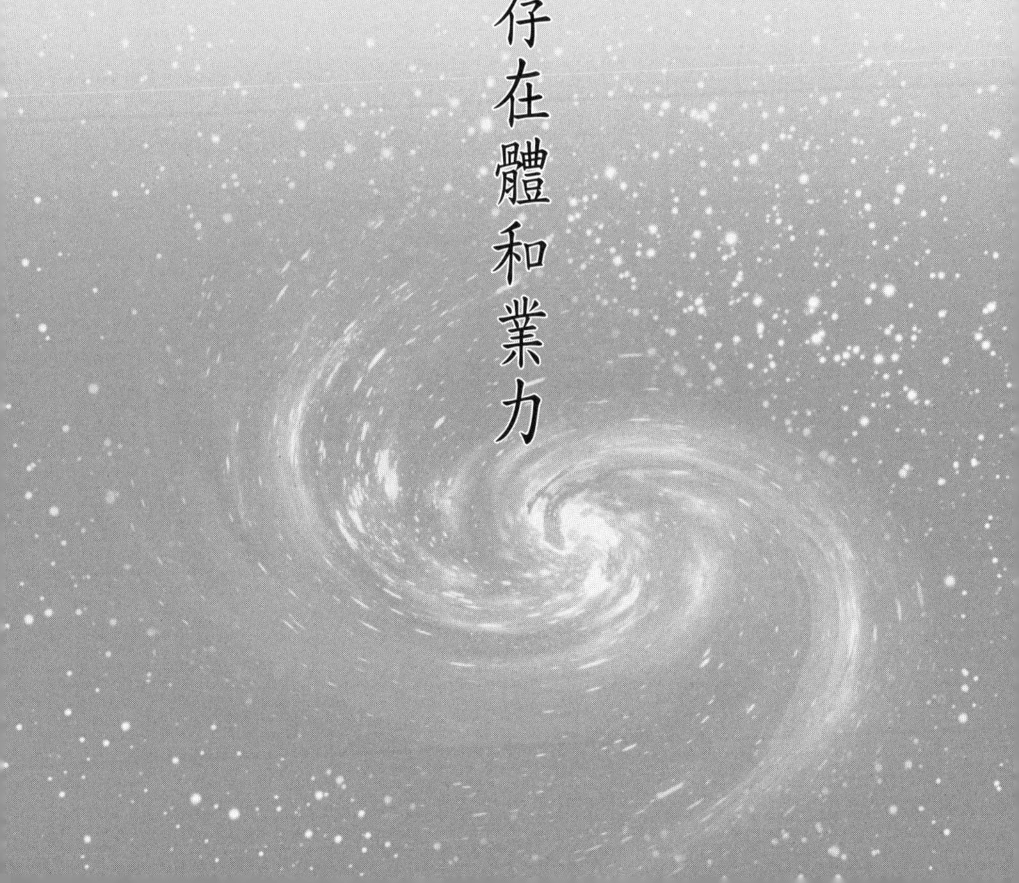

第九章 孩子與業力

有些靈魂是第一次投生到地球，由於過去不曾在這裡生活，因此他們會有困難適應這個忙亂的星球。二〇〇一年我在加州催眠的一位個案就是例子。每當我去各地演講，我通常會試著就近安排等候名單上的個案做催眠療程。蘇珊就是當我去加州聖荷西市（San Jose）為艾德加・凱西基金會（Edgar Cayce Foundation）的探索與領悟協會進行演講時所排的個案。蘇珊是一位過胖的年輕女子，我立刻認為這是她想探究的問題之一，但她的主要議題是她和先生想要孩子，卻一直無法懷孕。進行催眠時，我總是要求個案的潛意識帶引個案進入最適合的前世，以便找出他們這一世的問題解答。催眠蘇珊也是同樣的程序。

當蘇珊進入深度的催眠狀態後，她不是看到她的地球前世，反而是看到自己飄浮在太空，站在一個有很大的X記號的巨大金屬門外。這個X是由四個三角形構成，隨著我們的談話，這四個三角形向外打開，因此她可以進到門內。走進這道門，她更加確定她絕不是在地球上。她在懸崖邊遠眺山谷，而所有的東西，包括岩石、灰塵和天空都帶點紅色。她看到的山谷沒有樹木和植物，卻有一個很大的圓頂，她立刻知道那裡的空氣無法呼吸，人在外面是不安全的。她也知道地面下的避難所裡有人，那就是她必須去的地方。她找到在懸崖邊的入口，由此往下進到地表底下一處非常漆黑的空間，人們就躲在這裡。蘇珊這一世是個高瘦的金髮男子。「不胖！」她笑著說。

她在的地方是有兩個太陽的星系，她的工作是運送補給品到各個星球上的居住基地。這裡就是她運送路線的其中一站，她來檢查這邊的人需要些什麼。這裡的人有食物，但水不夠了。他們不能到星球表面，必須住在擁擠的地底下。這些人看起來是人類，但衣衫襤褸。這個圓頂建物裡面有引擎，也有發電的東西，顯然這個地底避難所的空氣有被過濾。

蘇珊解釋，很久以前這裡有過戰爭，大氣層被破壞後，環境也對存活下來的人有害。大氣層是被類似核彈的東西所破壞，由於空氣受到污染，星球表面無法再有生命。這裡的人也已適應這樣的生活，並在地底下建了避難所，然而有個新危機隱約出現。有另一群體發現這裡蘊藏礦物，他們想要接管這個星球，因此發生爭戰，這使得待在星球表面更加危險。

當爭戰漸漸緩和，她回到停在星球表面的小偵察艇，離開了這個星球。接著我請她到那一世的重要一天。我總是要個案回到重要的一天，因為大多數的人世（甚至目前這一世）的生活都很類似，可以說平凡無奇。每個人對於「重要的一天」的認知都不同，對甲來說是重要的一天，對乙來說可能就不是那麼回事。大多數的重要一天都是很平凡的，這是因為生活本來就是如此。蘇珊也不例外，雖然催眠回到的這世是在別的星球，但看起來也是很一般，就是運送補給品到各個居住基地，甚至連補充貨品的地方（一個貧脊荒蕪的星球）都很單調，沒什麼好說的。

當我請她前往重要的一天時，她突然說：「我墜毀了！」她說的時候很平靜，而且完全不帶情緒地描述墜落時的感受。「我們撞到東西了，要不就是某個東西撞到我們。太空船的前半部不見了。我不知道發生了什麼事。」在飛船墜落到星球之前，她的靈魂已經脫離了身體。

我不瞭解這個奇怪的外星球生活跟蘇珊無法懷孕有什麼關聯。然而潛意識的邏輯總是超越我的理解，而且它給的答案都不是我所預期的。

原來潛意識讓她看見這一世是要她記得她是來自這個有兩個太陽的星球。蘇珊從小就夢到一個不是地球的地方，那裡的天空有兩個太陽，她甚至把這個奇怪的地方畫了下來，但她不明白她怎麼會有這個記憶。潛意識說她沒有小孩的原因是她仍然與那個墜機的人格認同。

蘇珊的其他世大都是在別的星球，當她決定嘗試到地球生活，她遇到適應上的困難。她不喜歡這裡，她想要離開。想回家。她說：「太多責任。太多事情。太困難，也太挑戰了。」

她的其他人格的經歷大都是在沒有性器官的身體裡，無法認定是男或女性的生命體。這樣的存在叫做「雌雄同體」；我調查的許多外星人都是以這樣的方式生活在他們的世界。蘇珊不喜歡當女人也不喜歡有性器官，她說：「沒有性別就沒有性。」這一類的生命體並不繁殖，他們是被製造出來的。繁殖通常是透過複製的程序，因此也就不需要用性來繁殖。

我試著向蘇珊解釋我瞭解她對那一世人格的認同，但為了在這一世有孩子，性是人類所知唯一會有小孩的方式。她回答她不想當人類，她一點都不喜歡這個世界。她覺得她已經學夠了，她想要離開。這樣的反應通常是個警訊，我知道我必須小心處理。

雖然蘇珊的意識人格似乎適應良好而且想要有孩子，但她另一部分的人格卻完全相反，這部分的人格並不喜歡這裡，而且想要離開。我永遠是以保護個案為優先考量，不讓他們有任何危險，即使這危險是來自他們自己的其他人格或部分。蘇珊不斷堅持的說：「我受夠了。我受夠了。我受夠了。我要離開。」

她同時也堅持她並不需要有小孩，小孩會讓她跟地球有連結，她想切斷所有的關係，不想因小孩而有業，這會使她再度回到這裡。如果她跟地球沒有連結，就會比較容易回到她的家鄉星球。她來地球的實驗並不如她所想，而她過胖的原因是因為這樣可以保護她不要有性，她也就不會有小孩了。

我之前也聽過同樣的說法，人們下意識讓自己過胖是為了讓自己對異性沒有吸引力，多餘的體重有保護的功用並築起一道防線或障礙。因此即使蘇珊的意識心說她想要小孩，潛意識卻不是這麼認為。

我試圖說服她。她說她喜歡小孩而且喜歡跟他們相處，因此我提議，她這麼有愛心，一定會是個好母親，如果她有自己的孩子，她可以教導她的孩子各種美好的事物，而這會是個新的經驗。教導孩子如何在這個世界生存會是項挑戰，但這也會是她能帶給這個星球的禮物。她當時仍然害怕創造了這樣的連結會使自己因此被地球束縛，「這會讓我一再回到地球。我不喜歡這裡，我不要有任何關聯。」

她很堅持她這生會很短暫。她說是該離開的時候了，因為她想要回家。我主張如果她縮短這一世，只會讓她必須回到這裡，重來一次，直到她完成她的責任。她那麼想離開地球，一定不希望發生這樣的事，因此我想我這樣的說服會是有用的。

蘇珊這一世經常夢到她的家鄉星球，所以她不會忘記她來自的地方而陷在這裡。通常靈魂一旦進入身體，就很容易忘記來處，人們會被這個世界與它特有的問題給困住。

當我談到減重，蘇珊說這個世界太沉重了，而有一個減輕體重的方法，那就是離開她的身體。她對此相當堅定，我只能期望我正面的談話能打破她的頑固。我一直堅持她在還沒完成責任前不可以離開，因為她沒有必要陷入重回地球的輪迴，那會是更難打破的循環。

蘇珊是棘手的個案，因為我沒預期會遇到來自她潛意識的強大抗拒。後來我遇到其他志願在這時來幫助地球的靈魂，他們也是因為小孩可能會把他們束縛在地球（使他們與地球有連結）而不想有小孩。他們不要有業，這樣當他們完成了這生的目標，就能離開地球，不再回來。

★ ★ ★

有件有趣的事。在過去幾年的催眠工作中，我遇到許多人回溯到充滿喜樂狀態的光體。這些光體並沒有理由要進入沉重與負面的地球，他們都是志願在這時候來幫助地球，但他們並不知道一旦進入了身體，會是多艱難的事。

我接觸過我認為是在不同時期來到地球的幾波志願者靈魂。第一波的靈魂就像「地球守護者」的主角菲爾，這一波現在是四十多歲的年紀（譯注：中文版問世時，每波都要再加上十多歲）。他們有適應困難的問題，很多人都想以自殺的方式「回家」。這些人通常擁有很好的家庭生活、理想的工作，以及所有我們一般人認為美好生活會有的事物，但他們卻若有所失，因為他們對這裡從來沒有歸屬感，從來不覺得自己屬於這裡。他們不喜歡地球上的暴力和醜陋。他們想回家，即使他們意識上並不知道家在哪裡。我聽過世界各地的許多人說他們覺得自己是屬於這一波。他們原先以為自己是世上唯一有這種感受的人，看了我的書後，因為知道自己並不孤單而感到安慰。

我發現第二波的志願者比第一波晚來大約十年或更久。這一波現在是二十多和三十多歲。第二波的人有些適應得非常好。在催眠狀態下，他們說來這裡就是作為導管或管道，把地球這時候需要的能量帶進來。他們過著很平凡的生活，通常未婚，沒有負擔（尤其是沒有小孩）。他們的工作允許他們有很多自由的時間去探索真正感興趣的事物，而這些興趣都與助人有關。他們似乎沒有什麼問題，適應這個世界要比第一波來得容易許多。

第三波毫無疑問就是那些特殊的孩子（所謂的靛藍小孩），他們已經在這裡，並且繼續來到地球。這群人中有些現在是青春期早期。他們是很特殊的一群，被稱為人類的希望。這些孩子需要被理解，因為他們跟其他同齡小孩是在不同層面和頻率上運作。有很多書在討論這些孩子，我也曾在研討會中談論這個主題。他們確實很特別，甚至連他們的DNA也被證實是不一樣的。我曾在工作中被告知要強調這群特殊兒童不能被用藥，特別是利他寧（Ritalin），因為這種藥物會改變心智狀態。學校令他們感到無聊，有時候他們會顯得具破壞性或失控、分心，因為比起其他世代的兒童，他們學習和吸收資訊的速度快上許多。我聽說這樣的小孩需要挑戰性的事物，這會激發他們的好奇心，並使他們的能力更加敏銳。很多這個年紀的小孩由於卓越的天賦而引起媒體關注。一直以來總有關於具有超齡才華的天才兒童的故事。天才兒童非常少見，科學無法解釋他們為何有這樣的能力，我則認為他們的能力是來自前世的學習與熟練。然而，這群新世代的特殊兒童並不一樣。天才兒童在過去很罕見，但這波的新小孩有許多都展現出天才的能力。在電視上受訪的天才兒童已經在讀大學而且還展開了事業。他們每一個人都強調想組織機構來幫助世上較不幸的兒童。

從我的工作經驗當中，我認為這些天賦異稟的能力並非來自他們的前世，而是來自不同的靈魂模式。我所觀察到的這三波是在地球需要幫助時來幫助地球的靈魂。他們大都沒有投生在地球的經驗，所以對生活在這裡感到困難。他們來此有特定的目標，他們想完成目標後回「家」。雖然在意識上他們並不知道，但他們下意識完全曉得他們的地球任務。這些人跟其他人不同，他們在這裡不是因為前世和因果業力。最新的一波也不像其他波那麼隱密。那個派遣靈魂來地球的力量，正在讓這新的一波更容易受到注意，因為能夠促成改變的時間不多了，這個改變攸關著我們世界的生存或毀滅。

越來越多非地球人的靈魂被派來地球，他們的前世大都是在其他星球或異次元空間，他們來此是因為一般相信他們可以造成改變。在地球生活無數世的「本土」靈魂已深陷業力，受困於每天的生活壓力，他們已忘了自己在這裡的目的，這也導致他們不斷在地球輪迴並且重複同樣的錯誤。因此我們未來的希望是繫於這些不曾被地球污染的靈魂身上，希望他們能拯救我們這個世界。**如果**他們能夠不被地球困住，沒有忘記他們來此的任務的話。

★　★　★

我在催眠工作的早期並不認為會有靈魂把我們這個文明和忙亂的文化當作第一次肉體轉世的地方。我曾被告知第一次投生想當然爾會選擇生活較容易的原始社會，這樣可以先適應和學習如何在地球生活，以及與其他人類相處，然後再進入現代的生活方式。如今我發現事情並不總是如此。

我接觸到越來越多這些特別的人，他們有的是被派來，有的是志願在這個具有挑戰性的時刻來地球幫忙。他們說被派來這裡是作為能量的通道或天線等等。對於這些沒有地球人世經驗的溫和靈魂來說，在這裡生活當然會感到困難。

二〇〇四年十月，我遇到兩位志願者，更特別的是，他們倆是夫妻。我覺得他們能在芸芸人海中找到彼此是很棒的事，這樣他們兩人相同的能量就能一起合作。我也曾被告知，沒有什麼事是意外。在投生地球之前，他們在另一個世界顯然已達成共識並訂定了計畫。

當分別在深度出神狀態時，他們兩人說的都是同樣的故事，雖然他們意識上並不知道這些事。當東尼從雲端下來時，他只看到一道非常明亮的光。「非常亮。它向四面八方散發光芒，非常美，但你無法直視它。它閃耀著各種顏色，讓人感覺很放鬆。有好多愛從那裡散發出來。它環繞著你，就像擁抱你一樣。」

當這樣的情形出現，我知道他們若不是到了靈界，就是回到了源頭（上帝）。也有很多能量體看起來是在這樣的狀態。我要潛意識帶東尼去看對他來說重要的事。然而東尼並沒有進入前世，他反而看到一個房間，房間裡有許多穿著長袍的存在體。這些存在體毫不費力地飄浮著，東尼說不出他們的特徵。

東：我沒有看到牆壁，但可以感覺是在一個封閉的環境裡。他們像是議會，正在開會討論各類事情。宇宙的事。所有星球的事。他們在為其他類型的生命決定事情……我想可以說……是為較低振動的存在體，這些存在體尚未到達較高層面或較高的振動頻率。這個議會在幫助他們為將來要做的事或過程做決定。

他看見自己有著同樣飄渺、幽靈般的朦朧身體，他感覺自己是這個議會的一員。

東：不然我不可能會在這裡。這裡的振動比較高，頻率也是。他們在幫忙做決定。不是他們決定，他們是在幫助頻率較低的存在體做出適當的決定。

朵：他們怎麼幫助較低的存在體做決定？

東：對頻率較低的存在體來說，為了提升頻率到另一個層次，有些事是他們需要去學習的。為了幫助他們，這個議會協助他們做出可以提升頻率的決定。

朵：這不算是干預嗎？

東：不算。這只是一種指導。

朵：你們現在有在進行任何特定的事嗎？

東：只是服務和協助。提供指引。這是我們在此的目的，協助他們獲得知識。

朵：有什麼計畫是你們現在特別關心的嗎？

東：有各類的計畫。當我們協助較低頻率的存在體時，我們也是在幫助自己。因為當我們教導他們，也是在教導自己，這可以說是教學相長。

朵：你們現在有在協助或跟任何特定星球合作嗎？

東：是所有的宇宙，不是只有一個星球。

朵：所以必須經歷物質的人世(肉身的生活)才能到達你現在這個議會的層次嗎？

東：不是，沒有一定要經歷肉身的生活。這只是種選擇。

朵：所以你是如何達到的呢？

東：即使不經歷肉身生活，你也可以提高頻率達到議會這樣的層次。有時可能需要一段時間，有時可以進步得很快。

朵：你曾經渴望有肉身嗎？

東：到目前為止從沒有過。

朵：所以你是在那邊進行你的工作。

東：那就是我需要做的。

朵：嗯，聽起來像是非常重要的工作。

東：這就是我被要求要做的事。

接著我請他來到決定進入肉體的時刻，畢竟我是和在我們這個次元裡有身體的人說話，所以他一定是決定了要來地球化為人身。我想知道是否有人要他來。

東：沒有，這是我的選擇。有這麼個機會，換句話說，在選擇的當下，能力……肉體形式是符合的。

朵：有發生什麼事使得你這麼選擇嗎？

東：為了體驗。因為這是我從未做過的事，肯定會是新的經驗。

朵：你已經選好了要進入的身體嗎？（對。）這個身體看起來是什麼樣子？

東：就是現在的樣子，沒有其他時候了。

朵：可以解釋你的意思嗎？

東：就是你現在正在對話的身體。

朵：你是指東尼？（是的。）你的意思是東尼從來沒有別的肉體轉世？（沒有。）我一直認為這會非常辛苦，對不對？直接從靈體形式來到現在的地球生活，沒有任何前世經驗可以協助這個靈魂適應。

東：非常困難。但有可以幫助他們的方法。是有一些方法，但我不知道我能不能形容得出來。

朵：如果你願意試著說看看，我會很感激的。你也可以用比喻的方式，會是個好方法。

東：這就像提供資料。你進入一個房間，當你從房間出來後，資料就已經在你身上了。這些存放在你身上的資料會提供你生活的背景。大概就像這樣子。

我知道他在說什麼，他指的是印記。這在《地球守護者》和《生死之間》都討論過。這是把其他人的前世經驗直接放置到靈魂裡，好讓這些靈魂有一些背景知識可以參考和運用。

東：我不認為可以一點概念都沒有就來地球。就算是放了資料才來一樣會很困難。會非常辛苦。這裡的情況很不一樣，有許多要去學習和體驗的事。要離開那個美好的地方很不容易，但有些事必須去經歷。即將有一個大變化要來臨，事情進展得很快，非常快。他想目睹這一切。

朵：所以並沒有人告訴他必須要這麼做。

東：沒有，沒有人指揮你，叫你必須這麼做。這些是選擇，而且會先討論。議會的其他成員有協助他。他們幫忙或指引他做出這些選擇。

朵：我們向來認為地球生活會累積業力，也因此我們要一再回來償還。

東：東尼沒有你說的那種業力在身上。他來這裡是要觀察人類的進展。看人類實際上是如何提升他們的振動頻率，看他們如何接受和使用知識。看他們是將知識用在好的地方還是用在貪婪上。

朵：這是因為地球是個很複雜的星球。

東：非常非常複雜。這裡不像其他星球。我想是地球上的負面形式讓這裡和其他星球不同。人類是一個非常好戰的種族，很難和平生活。人類好像無法和平共處，這可能是來自於他們振動頻率較低的部分。我認為來這裡的靈魂要非常小心，不要被這些低頻困住了。地球是很有挑戰性的星球，我的確是在冒險。我認為來到這裡，就會有業力產生。而且毫無疑問的，我將必須償還這個業。無論如何，我認為我在這裡主要是努力保持平衡，讓自己是正面和充滿愛心，那麼就業力來說，我在地球產生的業就不是負面的形式。事實上，是去找到方法減輕業力，然後處理掉那個業，不讓它延續。

朵：你現在的計畫是什麼？

東：目前就是來地球經歷一世，回去後再看看。

朵：你不想再多停留，體驗更多世嗎？

東：我不知道我是否會回來體驗其他世，也許有比回地球更重要的事要做。我不知道我這次是否能完成任務，在這裡很容易就被困住，有許多事可以絆住我，這是為什麼決定來這裡，進入肉體形式是很困難的決定。雖然很多人渴望來這裡，但這是很困難的事。看起來簡單，來了之後才知道是非常不容易的。一旦進入肉體形式，就會非常困難。

朵：問題之一是我們在肉體形態時會忘記，我們並不知道這一切，是這樣嗎？

東：喔，非常正確。

朵：如果他們可以記得，會不會比較容易些？

東：我不認為記得所有的事對肉體來說是適當的，我覺得會過頭了。記得一切會太多了。對他們來說會非常困惑，他們會因此試圖去改變事情，而且可能是用最不理想的方式，因此可能反而沒有學到他們為了成長而來這裡學習的事。

朵：人們總說如果能事先知道的話，就會容易多了。

東：我倒認為這些資料會超過他們的負荷。如果你擁有所有的知識，那你來這裡的目的是什麼呢？除了學習，我們也教導。當父母認為是他們在教導孩子時，孩子其實也教導父母許多事。反過來說也是如此。這些都多過我們所意識到的。

朵：最近我催眠的許多人都是能量工作和療癒者。

東：會有更多這樣的人出現。這只是個開始，人們正在尋找其他替代方法，不同的方式。他們看到習慣的作法現在不管用了。有些人還是會緊抓著舊形式，因為被制約還有成長過程、被養育的方式，他們較難擺脫舊有的模式。但是會有越來越多人，尤其是新來的靈魂，他們會找尋新的資料和替代方法，當然，他們也會帶進新的資訊。大部分的資料都不是新的，只是對現在的人來說是新的。事實上這些是舊的資料。……可以使用的實體形式（指身體）有限。有很多靈體想要來這裡，但實體形式不夠多。

朵：可是我們現在的人口數量一直在成長，應該有很多肉身可以利用。

東：並不是這樣。有很多因素控制著肉體的數量。有些領導者試圖控制人口數，當然，疾病和戰爭也是因素。

朵：你是說他們在減除許多肉身的數量？（喔，是的。）而且還有那些需要回來償還業的靈魂也會佔用掉身體。

東：這麼說很正確，沒錯。

朵：所以這就是你的意思？可以讓你們這類靈魂進入使用的肉體數量是有限的？

東：沒錯。由於食物裡有許多化學物質，很難找到適合的食物，但人類身體也在適應。你可以發現帶著舊知識的新人類在這個時候持續來到地球。食物來源會隨時間越來越難取得，這會是個問題。

朵：這些因素都會影響頻率的提升。

東：我們必須讓身體變得更輕盈，這會有助提升的過程。

東尼被告知他能運用他的心智來療癒。「他必須要發展心智並且信任自己的心智。」心智是很有力量的，他透過檢視問題、看到問題，他的心智就能造成改變。這會像是可以看到身體內部，就像走進別人的身體裡，看到那個人的內部。也像是進到樹葉裡，飄浮進葉脈裡的葉綠素。他會看到畫面，改變也就可以發生。他不需要對方的參與，但必須獲得對方的同意，因為有些人因某種理由而選擇要有這些問題。

★ ★ ★

當天下午我為東尼的太太莎莉進行催眠，我驚訝地發現她跟東尼是同類型的靈魂，這也是她第一次投生在地球。這兩個人能夠找到彼此真是太奇妙了。當然，沒有任何事是意外，但這是我第一次在同一天裡碰到兩個同類型的個案。

在催眠療程的一開始，莎莉同樣也看不到東西，除了顏色在變換。經過幾次嘗試回到前世後，我終於接觸到潛意識。潛意識提供了我曾經被拒絕取得的資料。有時候如果個案還沒準備好，資料就不會進來，因為潛意識的保護特性，它對資料釋出給誰是非常謹慎的。

莎：發生在莎莉身上的事是一個實驗。這樣的事從未做過。我們在嘗試提升能量的層次。輪迴轉世在地球和其他地方都有能量上的規定，但是因為在這個時間點有其必要，所以我們努力要把較高的能量帶進地球，並且擴展這些能量，讓即使是轉世地球之後，仍然可以提升層次。我們也在試著在帶進高頻率能量的同時，不傷害到物質形式的身體。有的能量層次是人類身體無法承受的，這對莎莉來說很重要，因為我們曾經失敗過。這也是莎莉志願來此的原因。她志願來這裡，透過她的人類載具帶進能量，經歷這一切。這一次我們成功了。之前失敗時就像電路爆掉一樣。

朵：這會傷害到她要進入的身體嗎？

莎：對。是造成了傷害。身體死掉了，身體無法承載那麼多的能量和資料，頻率太高了。

朵：身體無法負荷。

莎：沒錯。但這個身體一直運作得很好，我們也隨著身體的年齡進行微調，好讓身體可以承載更多。我們也已經加了更多資料。

朵：她之前曾經有過肉體的轉世嗎？

莎：她是用印記的方式。許多身體問題都是因為承載那個能量而造成的身體壓力和緊繃。

朵：你是說莎莉從不曾在任何地方以肉體存在過？（沒有。）但我總認為像地球這種文明，對第一次投生為肉體形式的靈魂來說是很困難的。

莎：她一直在協助地球，不是以肉體的形式，而是在地球周圍協助轉生至地球的靈魂。她對轉世為肉體有概念，但沒有實際的經驗，而是一直在幕後幫助轉世的靈魂。

朵：為什麼她選擇這個時候來地球？

莎：因為地球正面臨一個重要的時刻，而她有能力把地球這時所需要的能量帶進來。以剛好符合這時候需求的方式、強度和比例。這是很科學的，我無法解釋得很清楚。這很像是能量的數學公式。她的能量是最能適應這裡的，因為她一直和地球密切合作，而且知道事情是如何運作，也了解規則和限制。所以她能夠調節她的能量還有身體。我們現在也在幫忙。

朵：如果這是她的第一次轉世，那她不就很有可能被業力給困住？

莎：不會。她不會有被業力困住的風險，因為她不會累積業力。她是在另一個層次，或者說是與地球有不同合約的靈魂，因此她不會被困在這裡。她的合約是來這裡並帶進能量。將她的能量帶到地球。這不是業力的合約。

朵：這很微妙。

莎：跟她一起來的人確實是因為合約，而且是陷入業力的靈魂。這些人受到莎莉的吸引，因為在潛意識的層次上，她在幫助他們解脫業力。

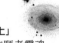

朵：所以他們跟她是沒有任何業力關係的。

莎：沒有。她是來幫助他們釋放與他人的業力，而不被業力所困。這就很像是練習棒球的練習打擊機器，球會自動投過來讓你揮打，而她就是球打出去之後會碰到的背景布幕。可是這沒有真正的棒球隊在接球和跑壘。她的那個位置讓他們可以釋放業力。

朵：所以這些人需要有人來幫他們處理業力。

莎：是的，因為他們是在下坡路，他們已經掉入負面的漩渦。她有幫助地球的合約，但是是在另一個不同的層面，並不是以轉世的方式。但現在，她選擇以肉體方式轉世，為的是在這個時候帶進更多的能量。這是因應時機的對策，因為這關係到自由意志和……平衡。這是個平衡的時刻，在這個時候地球可能有截然不同的變化，這是很重要的轉變。地球來到了轉變的地方，一個十字路口。

朵：我不想稱你們為新靈魂，因為你們有很多的知識和力量，但這是為什麼在這個時候有這麼多新靈魂進來的原因嗎？(是的。)我遇到越來越多這樣的人，有些人說他們只是觀察者。他們不想被困在這裡。

莎：他們不是觀察者，如果你能想像我說的：就像一個打擊者擊中了球，球飛出去後會打到某個東西。所以你擊了球，球飛出去，但這個背景布幕不會有任何反應，所以沒有累積業力。所有的東西都彈開了。但是那個人是在處理別人的東西，協助他們釋放。這也是為什麼這些人不會累積業力，他們不是來累積業力的。而且，他們也不是**只是**觀察者，他們是療癒者。他們把正面能量帶進地球來協助其他的靈魂看到。人們可以感受到這些人的振動頻率，而且會想達到這樣的振動。

朵：但重要的是他們沒有捲入業力。

莎：他們沒有捲入業力的危險，這是因為他們能量層級的關係。這就像是無時無刻都有光散發，或是能量以療癒的方式與他人互動。沒有洞會把他們吸入。沒有業力的連結，所以這是非常正面的事。

在我的個案中，有些這類特別的存在體身上會有保護裝置或屏障來遮擋業力。這在其他章節會提到。但是莎莉的潛意識說：「不需要有保護（的屏障），因為是內建的，因為來此的目的和靈魂層級的不同，本身就有保護的作用。此外，因為沒有先前的業力，所以也不會與業力有所牽連。」

莎：她的女兒也是以和她類似的方式來到地球，不同的是更加完美，她女兒的身體適應得更好。因為前面已經有人把能量帶進來了，對新來的靈魂就比較不會那麼困難。一開始的嘗試並沒有成功，以人類的形式來說，太強烈的能量對身體造成很大的壓力。

朵：我曾聽說人類的身體無法承載一個靈魂的所有能量，那樣會毀掉身體。

莎：沒錯。她先生東尼來到地球的原因也很類似，他是來開闢新的道路。

朵：所以他也不會累積業力。(是的。)他們兩個在一起是碰巧的嗎？

莎：不是碰巧。在投生地球之前，他們兩個已計劃好要一起來。他們是類似的能量，不完全相同，但很類似。莎莉是一個實驗，在她身體裡的能量通常是由兩個不同的身體所承載。問題是出在能量的量和振動層級，先前的那次試驗失敗了。時機沒掌握好，肉身也沒有精確校準，靈魂沒有在正確時機帶著符合且確切的能量，這些都要到位才行，這是非常技術性的。

朵：能量一定是通常要兩個身體才能承載的量嗎？

莎：是的。這就是實驗，這個實驗很重要而且也完成了許多任務。非常有幫助。莎莉不是唯一進行這項實驗的人，她先生東尼也是其中之一，只不過些微不同，但非常接近。還有其他人，當莎莉離開身體（指靈魂出體）時會去幫助這些人，她協助他們適應和轉世。她已經幫過一些人，但有個部分她不了解，那就是在她轉世來地球後，進入她身體的能量也越來越多。你聽過靈魂替換（walk-ins），也就是一個靈魂離開身體，另一個靈魂進入。莎莉的情形並不是這樣。不是真的兩個靈魂在身體裡，而是進入的能量相當於兩個靈魂。這個相當於兩倍正常量的能量最近已經加入了莎莉，現在已經跟著她進入物質身體了。

朵：這兩者並沒有交換？

莎：沒有，沒有交換。是結合，是增加。我們跟她說過兩次了，她這個新的部分即將到來，現在這個部分就在這裡，它已經加入了。

朵：她知道是什麼時候發生的嗎？

莎：意識上並不知道，但她知道即將來臨，她也有了心理準備，這對她接受新的部分有很大幫助。她知道她感覺不同了，但意識上還未認知到有個更大的她，而那個她加入了。她會開始接收到非常多的知識。這不會馬上發生，而是隨著她的適應而啓動。

朵：那麼當她結束這一世之後，她就會回去，不必再一直回來了嗎？

莎：沒錯。她會待在這裡直到她的工作完成。她不必再投生，她會待到地球轉變完成。

朵：她來自的地方是我所稱的靈界嗎？

莎：任何沒有形體的靈魂都是靈體／精神體，精神體所在的地方有好多好多。這不是說你死後才會去的，這是你在轉世前就在的地方，這只不過是不同的界域。

朵：有些人認為這些靈體是從未轉世的天使。

莎：不是天使，而是和其他人一樣的靈魂，只是沒有轉世為肉體形式。這個靈魂沒有覺得轉世的必要，直到現在。她之前是以精神體的形式存在。有許多層級的……我們不稱為轉世，因為那不是像在任何星球的身體一樣是較低的頻率。那是能量，能量也有它的身體，有個體性，但只是能量。能量也有它所在的空間。它不是我們稱為「一」的能量，或湖泊的能量，它是獨立個體的能量，只是不在一個身體裡或類似人類形態的物質形式裡，或任何星球上生命的身體。

朵：聽起來很合理，我能理解。現在有越來越多來找我的個案是來地球擔任療癒者和能量工作者的角色。

莎：這跟時代的改變有很大的關係，舊時代即將結束，像莎莉和東尼這類的存在體是來這裡幫助地球轉化。我會告訴你和你說話的人是誰。是莎莉剛連接上的部分。

朵：是新的能量。（是的。）

★ ★ ★

另一個奇特的案例是二〇〇四年的催眠個案，他是一位在醫學領域工作的男性。他主要的問題是他的太陽神經叢部位有種他稱為「恐懼和焦慮」的感覺，似乎有個很大的結在那裡，讓他感到很不舒服。他一直都沒有安全感，總害怕有什麼事要發生，但他的生活井然有序，很難解釋那會是什麼事。他想知道這種感覺來自何處，代表什麼意義，並且如何擺脫。

催眠時，他進入我探索過最奇特的前世之一。他在另一個星球，是一個**殺人機器**。當他咆嘯著說要殺掉所有東西時，我想清醒時的他應該會被自己聲調裡毫不掩飾的憎恨給嚇到。殺掉所有他接觸到的東西就是他唯一目標，而且他用的是一種特別的方式。他的家鄉星球和另一個星球已經交戰了許多世代，他是基因工程下的產物，他的身體被設計為可以儲存非常多的能量。他被太空船載往敵方星球，當他降落後就開始搜尋敵人，而敵人也已經學會要躲開這些殺人機器。他沒有使用任何武器，他本身就是武器，一個自殺機器。他可以啟動身體裡的能量，這些能量爆炸後相當於十顆氫彈，幾英里內的東西全部都會毀滅。他的星球已先進到瞭解形上學。當他爆炸死亡後，他的靈魂會立刻轉世回到同樣的社會，然後再一次開始相同的過程。當他到達一定的發展階段和年紀後，他又再度被送出去。這是個惡性循環，他就好像被陷在這樣的循環裡。他在那個星球的社會結構裡從來沒有家庭或社交生活，他就只是一個被製造出來的殺人機器。他的心態已被設定成怨恨、殺戮和毀滅。在經過多個世代後，這兩個星球終於理解到停止戰爭的唯一方法就是提升他們的意識，因此開始朝意識提升發展。

在那個時候，他終於能夠脫離那個星球，轉世到地球。儘管如此，由於之前的驅力仍然很強大，他經歷了許多殺人和謀殺的轉世。殺人的設定依舊產生影響。他說從某方面來看，地球很像他的家鄉星球，因為這裡也有許多的殘殺，只是不是那麼大規模。他在目前這一世終於要打破這個循環。他出生在一個壓抑他，打擊他，令他受挫，卻也使他變得溫和的家庭。（所以即使是這類型的家庭也是有功能的。）他說他小時候就渴望長大後成為一名傭兵，但若是這樣就會持續同樣的循環。他後來進入醫學領域服務，幫助人們。

他的太陽神經叢感受到的強烈感覺是他壓抑的憤怒、仇恨與暴力，這些特質長久以來一直是他個性的一部分。他害怕萬一這些特質被釋放，不知道會發生什麼事，因此他必須把它們壓抑下來。他一直都壓抑得很好，再加上潛意識的幫助，看起來他可以贏得這次的勝利。

當他從催眠狀態醒來後，他說這個奇特的解釋是他自己怎麼也想不到的。他轉世到地球的另一個原因是，地球也正要脫離暴力的循環，朝向提升意識進入一個新紀元的邊緣時刻。

我好奇還有多少像這樣在成長過程中壓抑著莫名感受與情緒的人們？而這些情緒無法從他們的生長環境和養育方式得到解釋？這個世界和電視裡的暴力又喚起了多少年輕人類似的感受？對這些情況毫無頭緒的有關當局來說，上述的案例開啟了一個理解的新方向。

第十章 非人類形態的生命

接下來的催眠是在佛羅里達州的克里爾沃特市（Clearwater）進行。那是二〇〇二年的十月，當時我前往克里爾沃特市參加一個博覽會。

身為人類，我們習慣認為我們的過去世（一旦我們接受了輪迴的概念）只有身為人類的經驗。我從研究中發現這個信念非常侷限。各種形式的生命都有可以教導我們的課題，而地球人生的目的就是來地球這個學校學習。除非你成功完成了現階段該完成的功課，你才能晉級。當然，當人類比當石頭或玉米可以學到更複雜的課題，但它們同樣都是活生生的生命，只是振動頻率不同。

在我著的《星辰遺產》一書，我提到我為一名年輕男士進行回溯催眠，我引導他前往第一次的地球人生，我當時想可能會是洞穴人之類的一生，但他回到的是地球還在冷卻，以便未來支持生命發展的階段。當時的地球仍有火山持續噴出岩漿和有毒氣體到大氣中，還不是一個適合生命發展的健康環境。

這個年輕人在回溯時發現他是大氣的一部分，他和許多靈魂的工作是協助清理空氣中的阿摩尼亞和其他有毒氣體，好讓地球冷卻後有個適合生命發展的初步階段。雖然他沒有我們所認為的身體，但他是「活」的，並且知道自己的任務。他確實有他的個體性，並且從他自身獨特的角度來看待一切。他甚至會在工作時小憩，偶爾為了好玩而進出流動的岩漿去體驗那是什麼感覺。

我發現，在我們終於進入人類階段之前，我們必須經歷所有的生命形式。這個發現我記錄在《生死之間》。我們的意識並不知道這個目的，這是為了要讓我們知道所有的生命都是一體的，在更深的靈魂層面，我們全都連結在一起。起初我們是靈魂，隨著我們在知識的階梯往上前行時，我們會經歷許多不同的冒險旅程，最後會回來並再次與創造者合而為一。因此，當有個案說他是非人類的存在體時，我不再感到訝異。個案透過催眠尋找答案，而潛意識則會挑選它認為在這個時候最適合他們看到的前世。

關於非人類形式的生命，我所蒐集到的部分資料如下：一株玉米經驗到的樂趣是沐浴在陽光下，以及在溫和的微風中搖擺。一顆石頭經驗到時間過得不可思議的緩慢。一隻長毛象感覺自己的身體巨大又笨重。一隻大鳥感受到牠對蛋的保護和責任，以及同族類其他鳥的友愛與忠誠。一隻大黑猩猩與團體的其他猩猩在一起時感到平靜和滿足，牠只有簡單的情緒，牠們的領導者是一隻較年長的黑猩猩，牠們期待牠能照顧牠們。當這隻猩猩去世時，造成團體很大的困惑，牠們碰觸屍體試圖叫醒牠。

雖然與人類相較起來，這些生命形式比較簡單，但是它／牠們都有其獨特性，顯示它／牠們是活生生、有感情、有感覺的存在。也許，如果我們能明瞭這點，並知道所有人都曾經經歷過這些階段，我們就會更加愛護我們的環境與地球，瞭解到在一個更深、更廣大的靈魂層面上，我們全都連結在一起。

瑞克是另一個進入不尋常和意料外的生命形態的個案。當瑞克離開白雲時，他感到困惑，因為他不知道自己是什麼，也不知道他在哪裡。

通常個案走下雲端，他們會發現自己站在某個堅硬的東西上頭，接著會有影像陸續出現。懷疑論者說被催眠者會幻想出情景來討好催眠師，然而當瑞克到達地面時，他並沒有感覺腳底下有任何東西，這使得他更困惑。我告訴他信任出現的任何印象或想法。

瑞：嗯，我在往上看，一片紫色的天空。（困惑）我往上看，它就在我眼前。在我視覺邊緣是……很難形容。非常模糊。我沒有感覺腳底下有任何東西。

我告訴他感覺會越來越清楚。

朵：往你的右邊看，看看那邊有什麼。（停頓很久）它會開始變得清楚，而不是模糊。（停頓）信任出現的任何東西，出現的第一個印象。

瑞：好，現在有更多顏色出現。比較亮了，像日出。也許像水。

朵：像水面上的太陽？

瑞：對，或者是……你有從水底下看過太陽嗎？

朵：沒有，但我想那是可能的。

瑞：這很像……對，我覺得我像是在水裡。

這個說法讓我很意外，我不確定他是在游泳，還是因為溺水而到了生命的最後階段。這會有好幾個可能性，但我怎麼也沒料到這會是他經驗到的生命形態。這是我第一次遇到這個情形。

瑞：是帶紫色的藍。我是從水裡往上看到的。在我右手邊是水面上的落日，如果是從水裡看出去的話……嗯……就只有一些顏色移動和波浪起伏，很像是水波扭曲了光線。有金黃色，像是早晨……早晨的光線照射到水裡。這是為什麼我沒有形體，因為我在水裡。

朵：這是為什麼你沒有感覺到任何壓力。（是的。）你有看到在你另一邊是什麼嗎？

瑞：好像沒有。就是更暗而已。跟另一邊相反，因為太陽是從那邊升起的。

朵：陽光穿透水面聽起來很美。（是啊。）你身體接觸到水的感覺像什麼？

瑞：嗯，很自然。沒有恐懼，只覺得很舒服。

朵：感覺你的身體。你的身體感覺像什麼？

瑞：很平滑（他覺得很好笑）。我不知道，感覺像海豚。（語氣輕柔）這怎麼可能？但，沒錯，這就是我看到的，我看到一隻海豚。我從外面看到牠……還是我是在看著另一個生物？但我是仰著肚子看，我像是在睡覺，徜徉在水裡，隨著水波上上下下。我一隻眼睛可以看到太陽，另一隻眼睛看到黑暗，我也可以看到上面，不必翻過來或移動就可以看到。是從東往西的全景式影像。

海豚和海洋生物是如何看東西，牠們的視覺範圍有多大，我們真的知道嗎？牠們的眼睛各在頭部的兩側，也許這樣可以看得更廣。聽起來似乎是如此。

朵：真有趣。你認為有別的海豚在那裡嗎？

瑞：我認為有。也或者我看到了……。我現在在移動，在四處看。因為我剛才在身體裡面，然後我離開了身體想去看看這個身體長什麼樣子，所以我想這是我的身體。很光滑、柔軟。（很確定的口吻）我是一隻海豚。感覺非常平靜。我覺得很意外。

朵：在水裡的感覺好嗎？

瑞：很好。感覺自由。無拘無束。感覺已經擁有所需要的一切。

朵：在水裡感覺到完全的自由。（對。）你怎麼打發時間的呢？喔，你剛剛說你在睡覺。

瑞：睡覺。我現在醒過來了，該做些事了。我們只是存在……我們只是活著。沒有計畫，我們吃只是因為需要吃。但現在好像……我們就只是漂浮……很難形容。沒有工作，沒有必須要做的事。只是去感覺……感覺……我不知道……嗯……很好，真的很好。但我現在感覺有點奇怪。

朵：為什麼奇怪？

瑞：因為我無法形容，無法把這個感覺歸類。

朵：盡力就好了。你都吃些什麼？

瑞：喔，吃別的魚。

朵：你可以在水裡呼吸嗎？

瑞：可以。可是空氣……真不可思議！（停頓）我現在看到東西了，我看到建築物……在岸上。

朵：你現在在水面上嗎？

瑞：類似。我現在是側著身子。我的頭在水面上可以看到這些建築物。看起來像小屋子，叢林之類的東西……有草叢的屋頂。我在想他們是誰？那是什麼？

朵：你曾經看過人嗎？（沒有。）你之前有看過這樣的陸地嗎？（沒有，沒有。）你通常都在海裡？（是的。）

他顯然越來越與海豚認同，他的回答既緩慢又簡單。

朵：你現在可以看到水和陸地的交界了？（可以。）

我調整我問話的結構，因為對話的是一個很簡單的存在體。我不認為這樣的存在會了解過於複雜的東西。這隻海豚已經顯示牠是一個有感知或感受的生命體。

朵：你現在是怎樣的感覺？

瑞：好奇。

朵：是因為知道了水有邊界，還是因為什麼嗎？

瑞：對。（他有困難描述）那是……為什麼……那是什麼？它不一樣。我感覺我好像必須去別的地方了。

他停頓了很久。顯然地，以海豚的腦袋來思考，他很難找到適當的用語。

瑞：（尋找用語時，停頓許久）那是……那是……我不知道。我不懂。我不知道那些……在這裡做什麼。為什麼我在這裡，為什麼我這麼做。我不瞭解。我不知道。我知道以前是怎麼回事，但**這個**我不懂。我不知道是什麼。它就是……不一樣。

顯然身為一個海洋生物，他只知道水。現在他看到水有邊界，加上那群小屋是他從未見過的東西，所以他根本無從描述起。

朵：你剛才說你有種感覺，覺得應該去別的地方了？

瑞：是啊，有一會兒我覺得我好像應該要離開了。

朵：你說要去別的地方是什麼意思？

瑞：離開。就像是快速移動。

朵：離開這個有小屋的地方嗎？

瑞：不，是遠離……我現在的地方。我……我現在……（停頓）離開身體了嗎？

朵：告訴我發生了什麼事？是什麼樣的感覺？

瑞：我很疑惑。因為我可以看見身體，那隻……海豚。然後……我想離開那個身體，或是想去其他地方。我感覺我快速移動了一會兒，然後就停了下來，因為我嚇到了。我想回去那裡（指海豚身體）。我喜歡在海豚的身體裡，可是我不……它太……（有困難描述）難理解……太不一樣？我沒辦法描述。

朵：假如你想去別的地方，你可以的。你可以去任何你想要去的地方。我們在尋找適當而且有意義的事物，所以我們移動到那裡吧。告訴我當你移動時發生什麼事。你到了別的地方後，看見了什麼對你來說是適合且重要的？

瑞克發現自己身在古代領導一群人。他的責任重大，但他覺得自己背叛了他們，因為他把大家帶入一場不可能贏的戰爭，而那場戰爭是為了滿足他自己多過大眾的利益。他帶著這份罪惡感進入這一世，這解釋了為何他身上有那麼多的病痛，包括背部，因為他那世從懸崖墜落，折斷了背，痛了好幾天才死亡。這段記憶保留在他這世的身體裡，提醒他不可輕忽他的責任。

接著我連結上他的潛意識。我最關心的是為什麼潛意識要讓他看到身為海豚或海洋生物的那一世。

朵：為什麼你讓他看那一世？

瑞：因為那是外星生物，那是他真正的根源。在他第一次轉世時，他在某方面已被調整，以便去體驗「人性」。

朵：那是他第一次的地球轉世經驗嗎？

瑞：不是。那是在一個沒有人類的地方。只有那種形態的存在體。

朵：生活在水裡的那種？

瑞：沒錯。這是為什麼他體驗到時間快速移動。因為他很好奇，好奇在陸地上會是如何。他看到樹木和小屋，那是他從未見過的景象，所以他無法理解。

朵：那麼在他的水世界裡，那不是一個實體的地方？

瑞：那是他感到好奇的一個實體的地方。他對離開水感到好奇。所以他渴望那個經驗。

朵：因此他這世轉世為人類？

瑞：最後是這樣沒錯。他看到的是他真正的根源，是他踏上旅程的起點。

朵：是在水世界。

瑞：來自水世界。

朵：你剛才說他必須被調整過？

瑞：是的，這個調整經過了好幾個程序。頻率的轉變。是由目前仍然在協助這個星球的一群幫忙改變頻率。這個實驗已經持續了好幾千年。他們選擇對象然後提出請求。他們從核心和根源尋找可以使用及調整的對象，以便獲取人類的經驗。

朵：可是靈魂不能直接來到地球就進入人類身體嗎？

瑞：必須要調整。水生物的本質和靈魂、能量並不相容。在開始經驗地球生命之前，這些調整是必要的，這是為了讓這種生命體可以了解設定在人類身上的感覺或直覺。

朵：我明白了，所以從水裡的生物直接進入人類的身體對他來說會太困難，甚至是不可能的事。

瑞：沒錯。

這個案例和艾絲黛拉很像。艾絲黛拉來自爬蟲類，她也做了調整才進入人類的身體，為的是與人類的能量相符。

朵：然後他開始了一連串在地球的轉世。（是的。）這就是一開始你讓他看見海豚那一世的原因。（對。）他這輩子一直納悶為什麼對幽浮和外星人那麼有興趣。這就是原因？（沒錯。）我覺得他想的都比較像是外星電影那一種。（呵呵笑）這個很不一樣，不是嗎？

瑞：類似，可是不一樣。整個宇宙充滿了各種設定，所有物質的類型都有設定。這麼說好了，所有的根源都有設定。這個水底世界的生物剛好是他的主要根源。還有來自各種不同群體的存在體，都一樣有他們的設定。

朵：所以外星世界不必然是像他所想的那樣有太空船什麼的。它有許多不同的類別。

瑞：是的。但一定會牽涉到傳輸、調整和實驗。

朵：身體的調整。

瑞：這已經持續好幾千年了。

朵：所以外星人能夠幫助那些想要轉世成為人類的靈魂進行調整。

瑞：他們的幫助是必要的。最初的意圖是去體驗，然後這個意圖被允許了，並且因他人的幫助使這個意圖得以實現。就某種程度來說，他是被放置在這裡的。

朵：原來如此。自從這個靈魂進入人類瑞克的身體，他曾經跟他們接觸過嗎？

瑞：不是身體上的。是在他的夢裡。在他不在身體的狀態下。當他在冥想，在睡覺的時候。

朵：那時候他的靈魂是出體的嗎？

瑞：是的。當他覺得非常冷或非常熱的時候，這就是轉移發生的時候。

朵：你的意思是他靈魂離開身體的時候？

瑞：對。或當靈魂進入身體的時候。當他回到物質身體時，他會變熱。當靈魂離開，進入他的光體，他就會變冷。

朵：他都不記得這些了。

瑞：他現在開始較能覺察夢裡異常的部分。他現在也在嘗試所謂的「遙視」。當他靜下來的時候，有時他會看到東西。不常發生，但他有察覺到。他應該要更常練習。他會更清楚地看到現在和過去，還有可能的未來事件。這種能力不僅對他來說是重要的，對那些渴望保護的人來說也很重要。

★　★　★

在催眠瑞克之前的幾個月，我也遇到一個類似的案例。當時我在曼菲斯，有位女士來找我催眠。她骨瘦如柴，像是個會走動的骨架。她說她有三次幾乎喪命的經驗。醫生說她身體裡的每個器官都有問題，他們很訝異她還能活到今天。想當然爾，她的身體有很多病痛，而且她對她的人生很不滿意。她急於想為病痛找到答案，但出現的答案卻是她永遠也料想不到的。

她回溯到她是一隻無憂無慮，過著美好生活的海洋生物，類似於海豚。她快樂地享受著她的生活，在沒有病痛且自由的環境裡游來游去。接著就來到她要離開那一生的時候。不論個案在某世過得多開心，當最後該學的都學了，待在原處已經不會有什麼收穫，這時就是靈魂繼續前進，學習更深奧更複雜課程的時候了。靈魂必須前進、必須進步。因此她離開了，並開始她的人類輪迴。

她討厭被困在人類受拘束的身體裡，她渴望在水裡的自由自在。因此在沮喪下，她試圖毀掉她現在的身體，以便離開這個世界。當然，在她的意識層面，她並不知道這些事，但這是她身體有那麼多病痛的原因。她並不會被允許以這樣的方式離開，如果她不調整自己去適應這個物質身體，她只是讓自己更痛苦。

我花了很多功夫才讓她理解造成病痛的原因。雖然這個解釋很奇特，但這個例子顯示了一個人可以多執著於快樂而簡單的自由生活。一年後我再度看到她，她看起來胖了，而且身體也沒那麼多問題了。她終於做了調整，決定好好待在這個世界，直到課程結束。畢竟，如果你太快離世，為了某個原因，你都得再回來這裡完成課題。你不會那麼輕易就可以逃離的。

《迴旋宇宙1》也提到類似的案例。一位來自澳洲的年輕男子長久以來都是在一個美麗星球上自由、不受限制的靈魂。他沒有什麼義務或責任，就是享受著純粹喜悅、無憂無慮的生活。他有許多機會可以離開那個星球，以另一種生命形式進化，但是他沉浸在喜悅裡不願離開。於是命運之神（或力量，或掌管這類事務的存在）最後不得不幫他做出決定。他被吸出那個星球，過程就像吸塵器吸走碎紙一樣，他是這麼描述的。

他被放到一個物質身體裡，他感到非常沮喪和厭惡。在催眠中，當他一看見他的美麗星球，他變得非常激動。他哭了起來並稱它為他的「家」，在那個星球的所有平靜與和諧感剎時全都湧上心頭，但他也很快就感受到被迫離開的強烈悲傷。

從這些案例來看，不論我們攜帶的記憶是一個生活在美麗世界裡的自由自在的靈魂，還是無拘無束的海中生物，雖然這些是全然喜悅的記憶，但仍有可能讓我們內心深處感到一股悲傷。

第十一章　地球的陌生人

我持續以最奇怪的方式發現這些不是源自地球的特別靈魂。最初與他們會面時，完全看不出他們的不同，以及他們是為特別的任務來到地球。他們的外表看起來就跟一般人一樣。在大多時候，他們的意識也沒有察覺到自己的不同，雖然他們經常覺得在這裡格格不入。他們的獨特是被潛意識揭露，而且，只有在潛意識覺得當事人已準備好知道這些資料時才會揭示。潛意識跟我一樣，也很保護這些個案，也深知有些資訊會是弊多於利。然而，當他們準備好要知道這些事的時候，似乎他們就會找到我，然後秘密就被揭露。

亞倫在為太空總署的太空計畫擔任工程師。他開了好幾個小時的車來找我催眠。他帶著女友一同前來，她想在亞倫進行催眠時在旁觀看。我告訴她，進行催眠療程時，我不允許有任何人在旁邊，但她很堅持要這麼做，她說反正亞倫會把所有的事都告訴她。我也堅持我不會改變做法，因此她很不情願地回到汽車旅館等候。她離開後，亞倫說他很高興我沒有讓她留下。他並不想她在場，但他知道她會極力說服。她走了之後，亞倫才能放鬆下來，開始我們的面談。

這次催眠的時間是二〇〇二年二月，地點是阿肯色州尤里卡溫泉市（**Eureka Springs**）的一間汽車旅館。那段時間我剛好有一整個禮拜可以和阿肯色州、密蘇里州、奧克拉荷馬州和堪薩斯等州的人進行催眠。亞倫在我的網站看到我的行程，特地開了很長的一段車程來找我，因為他急於想做回溯。

催眠開始後，亞倫離開雲端，他第一眼見到的是一個有小屋群聚的小村落，小屋散落在翠綠的山丘上，屋頂是用稻草覆蓋。他看見他是一個二十來歲的年輕男子，深髮色，留著鬍子，身著寬鬆的衣服。這聽起來很像是正常的前世回溯一開始的畫面，個案重新經歷過著簡單生活的農夫一生之類的。然而，情節很快就有了轉折。

他站在山丘，往下俯瞰村落，感覺很緊張，因為他在躲藏。「我感到焦慮。村子好像有什麼事要發生。我覺得有某個團體或是軍隊的人要來找我。」來找他的不是村裡的人，他們似乎是來自地方政府或軍隊。他很憂慮地說：「他們為了某個原因來找我，所以我才來這裡，我不想待在下面的村子裡，我怕他們會抓到我。」

他不是這個村子的人，他在這裡是跟一戶人家同住。

朵：你為什麼認為他們在找你？

亞：（緩緩地說）因為我不一樣。我從小就會心電感應和一些通靈的事。我可以用心智移動物品，讓物品穿透過另一樣實心的東西。我可以這樣操控事物。只有幾個人知道。但問題就是因此而起。他們認為我是別種生命或某種惡魔。我儘量不要引起注意。

朵：我能理解這樣的能力會讓某些人感到害怕。軍方是怎麼知道你的？

亞：我想是有人來到這個村子，有些村民告訴他們關於我的事，這些村民認為這樣的事不能隱瞞。我很怕他們會殺了我或對我做什麼。

他覺得為了自身的安全，他應該要離開，雖然他不知道要去哪裡。「我已經離開好幾個地方了。」

朵：為什麼你要離開其他地方？

亞：同樣的原因。同樣的事發生了。我覺得我永遠也找不到可以落腳的地方……我感到孤單和害怕。（大嘆一口氣）

朵：你是怎麼學會這種能力的？

亞：我想我是來自另一個星系或別的地方。我就是知道怎麼做，我天生就擁有這些能力。從小就會了。

這絕對不是一般的前世回溯。我在納悶他是直接來自另一個星系的成年人，還是靈魂進入嬰兒身體，投生在地球。這很類似我遇到的一些外星靈魂轉世到地球的案例，他們被稱為「星星小孩」（**star children**）。

亞：我是出生在這裡（指地球），可是我知道我不是來自這裡。

朵：你記得你從哪裡來的嗎？

亞：你是指我以前生活的地方？

朵：嗯……你剛剛說你來自別的星系。

亞：我想我是在晚上或其他時間回去過。所以我才知道我是誰。

朵：你曾經想過要隱藏你的能力，不讓別人發現嗎？

亞：是的，我試過。但就是會有不尋常的事接連發生，然後他們覺得我應該要為這些事負責。

朵：你在這些村子的時候是以什麼謀生？

亞：我知道怎麼用玻璃做出東西。我吹製玻璃，我可以用一般人不會的方式來巧妙處理玻璃。

他不尋常的能力也能警告他是否會有危險，這是為什麼他跑到村子上的山丘躲起來，因為他有預感即將面臨危害。他看到這些軍人在找不到他之後就離開了。他現在在想接下來要怎麼做，因為他知道待在這個村子已經不安全了。「我必須找到另一個可以生活的地方。也許要找到一些人，如果無法找到跟我一樣的，至少要找到心胸比較開放，比較可以保護我的人。」

他已經暫時躲過追捕的人，於是我引導他到那一世重要的一天，我問他看見了什麼。

亞：我在一個廣場，我因為對這個社區有傑出服務而被獎賞。我發現了可以讓他們取得水源和礦產的地方。我現在看到一個洞穴，還有一些他們可以製作各種東西的礦物。我很開心。我現在比較老了，也更能掌握一切了。

朵：你是指你的能力？

亞：對，能力。我也能更有效地與他人互動而不感到害怕。

他使用自己的心靈能力為這個社區找到這些資源。顯然他已學會控制並使用這個能力，而不致產生不必要的注意。這些人也顯然比較能理解他，因此他不用再一直搬遷了。

朵：你認為這主要是因為你學會如何控制這些能力嗎？

亞：是的，我更能專注了，專注在能量上。我現在在不同的地區，這裡的文明較高階，不那麼原始。現在我有一個能夠居住的社區，而且有歸屬感。

朵：你剛才提到你在晚上會回到你來自的地方（指另一個星系），你現在仍然這樣感覺嗎？

亞：沒有了，我想我現在是以更直接的方式回去。我會空出時間避靜，然後心靈上回到那裡。

朵：我以為你也許不需要再回去了。

亞：現在回去比較像是交換資料，把我在這裡的生活經驗回報給那裡的人。這就像是個受訓的任務。駐地訓練。我來這裡是學習如何做這些事並和地球人互動。

朵：你的意思是，地球就像是個任務訓練的地方？

亞：不是。這一世是在為未來預做準備，到時會很需要這些經驗。這會讓我比較知道人類對這些特殊能力有什麼反應。

我引導他到另一個重要的一天。亞倫不斷讓我訝異。

亞：我和家鄉星球的人見面了。

朵：以肉體的方式嗎？

亞：我想是的。

朵：你可以回到那裡？

亞：不，我想事實上是他們來這裡找我，透過交通工具之類的。我看到的畫面是這樣。這只是探望，像是獎勵我工作做得很好，因此來探望我，而不是我以心靈的方式回去。因此這是實體的會面，很像是跟老朋友聚會，你知道的，大家互相擁抱。

朵：所以你的身體並沒有死亡，你的意思是這樣嗎？

亞倫描述的情況很像死亡後通常會出現的回「家」景象。因此我想釐清。

亞：沒有，這一世我還沒死亡，雖然我已經很老了。我很開心，我快要回去和他們在一起了。

朵：他們有告訴你，你現在要做什麼嗎？

亞：基本上我即將脫離人類的身體，回去跟他們團聚。我們的文明並不存在於這個物質密度。它是不一樣的。它是較高的振動頻率。但當我們來到地球，我們和其他在這裡的存在體一樣採用肉體形式，只是我們對於這種頻率的轉換比較了解，因此在運用的過程中也比較直接。

朵：所以當你回到你的星球，你這個物質身體是無法存在的，你的意思是這樣嗎？

亞：是的，基本上是這樣。身體就分解了。

朵：因為你不再需要它了。（對。）你對於即將回去有什麼感覺？

亞：很棒，回家很棒。（深呼一口氣）在地球上生活真的很辛苦、很不容易，像是一個很艱難的功課。當你完成後，你感覺很棒，如釋重負。我知道未來我可能會再回到地球，但現在是休息的時候了。可以瞭解一下家鄉的情況了。

朵：這是你第一次以人類的形態生活在地球上嗎？

亞：我不知道。我想是第一次從這個家鄉星球來到地球。我想是第一次。我不清楚。

朵：這個家鄉星球是實體的地方嗎？一個實體的星球？

我總是會確認我們正在討論的是在兩世之間會去的靈界，還是另一個實體的地方。

亞：是的，對我來說它是實體的，就像地球對你和其他人來說是實體的一樣。

朵：只不過你並不需要這個身體。

亞：我們有形體，只是它是在不同頻率振動。就像在地球，但是跟環境的能量互動是不一樣的。你和環境比較像是一體，你覺得與所有東西是一體的，而且你對事物的感受是更直接，直接許多。

朵：你們的形體看起來是什麼樣子？

亞：我們非常高，有點瘦。你們可能會用「長」來形容我們的肢體和手臂。從地球人的角度來看，我們看起來很瘦，而且我猜你們可能會說我們有點……有點像蚱蜢。

朵：細長？

亞：對，我們看起來細長。我們的星球帶點紅色，所以我們看起來也是紅紅的。

朵：你們要去哪個星球是自己決定就可以了？還是要被指派？

亞：我們可以去探訪，就像是出任務到某個特定地方，但無論如何，這都會牽涉到能量的調降（頻率轉換到低速）。有一個特定的協定是我們必須遵守的，這個協定是由治理者—不是治理者……是由看顧不同地區的存在體所制定的。所以並不是你想去哪裡就可以立刻去你想去的地方。

朵：有一些特定的規定和規則。（是的。）必須由他們告訴你去哪裡嗎？

亞：嗯……如果我們對某個特定地方有興趣，或是要執行任務，我們可以制定計畫或提出要求，或是規劃探訪，如果符合其他規定的話就可以成行。現在我們在地球有個計畫。這是一個長期性的計畫，我們被要求要參與這個計畫。

朵：你稍早提到讓這些能力變得更普遍，這是計畫的一部分嗎？還是有其他事和這個有關？

亞：那是這個計畫的一部分；要讓在人類形態的存在體開始使用某些能力幫助人類轉化到一個更高功能／運作的狀態，以便順利度過這段危機時期。在這個時候仍有趨勢想阻止這一切發生。想要阻止這些人，或是多少限制這些人的活動，或是把他們視為威脅。

朵：沒有你們的幫助，地球人自己就無法發展或轉化嗎？

亞：我們比較像是顧問或指導者。

朵：我想的是老師的角色，要向他們示範。

亞：沒錯，比較像是美式足球員明星或類似的角色。人們注意他們、崇拜他們，而且了解他們的能力，比較像是個榜樣。

朵：如果你們在不同時期來到地球，聽起來這像是一個持續性的長期計畫。

亞：是的，每件事都有它的時間和地點，而我們只是在協助其中一個面向。

朵：顯然你們的團體很有耐心，一直持續這項計畫。

亞：地球不是唯一的計畫，還有其他計畫是針對別的事情。我們也和其他文明合作。這個服務是我們進化過程的一部分，我們也透過這項工作而更進步。

朵：你剛才說地球是在危機階段，這句話是什麼意思？

亞：有能量想要抑制這個地區的重要發展。他們害怕失去掌控，因此這讓地球的轉化變得困難，這個情況和我之前在地球的經驗很像。我們需要學習如何在不引起太多注意或曝光下進行工作。然而，事情最終還是會發生的，沒有甚麼可以阻止它發生。

朵：如果是危機階段，那結果就可能是好或壞兩種。

亞：我想這就是我們被派來這裡協助的原因，沒錯。我們關心的……並不是這個轉化是否會完全停止，這只是時間和階段的問題。它最終還是會發生，但它可能是在文明被摧毀之後發生，然後再重新開始。

朵：如果是那樣會更加困難，不是嗎？

亞：沒錯，你們會失去一些動力，而且也會影響其他地方。不論這裡發生什麼都會影響其他星球。所以大家都期待看到事情進展順利。

朵：聽起來你們是比地球人類先進很多的物種。

亞：我們已經達到很多成果，但我們也有我們自己的挑戰和追求的方向。

朵：所以你們還沒達到完美的狀態。(還沒有。)但是如果你們能夠來這裡幫助地球，你們是比地球人進化。

亞：是的，我們是比較進化。

朵：當你們回來幫助地球時，你們一定要用投胎為小嬰兒的方式嗎？

亞：通常是這樣，但有時我們也會將我們的頻率跟已經是在人類形態，而且有意願的人融合。如果對方同意，我們會透過他們工作，或是與他們合作，給他們建議或引導。這是不用透過出生程序的一種協助方式。

朵：在你們的星球，身體會死亡嗎？

亞：身體也會有轉變的過程，這會花上好幾千年的時間，如果以你們地球的時間來算的話。但是比較像是脫去舊殼的概念，因為我們知道有一個比我們更高層的部分，我們比較能覺知到這個部分。這就像是一個計劃好的事件，而你知道它將會發生。

朵：所以你們不是完美或永生的，身體最終都必須死亡。

亞：不完全是這樣。我們不是這麼看的。我們比較認為這是一個新生的期間，在這個期間我們會到高我，到更高能量那裡，在那裡更新、恢復生氣，然後再次以某個形式回來。

朵：以你想要的任何形式。（是的。）這真是有趣。所以說，你以不同的形式在許多不同地方體驗過了。

亞：是的，我很喜歡這樣。我喜歡體驗各種不同的文明。

朵：雖然你來到地球會感受到比較多的限制。

亞：是的，這裡並不那麼有趣。但從較寬廣的角度來看，是好玩的，雖然說當你到了這裡，有些事並不是那麼好。

朵：但至少這裡不無聊，你可以嘗試很多不同的事。

我覺得從這個特別的存在體身上已經獲得所有能知道的事了，因此我請他離開並帶回亞倫的完整人格，以便接觸他的潛意識。當轉換正進行時，亞倫深吸了一口氣。我詢問潛意識為什麼選這一世給亞倫看。

亞：這是他這時候在這裡的部分原因。這是關於他所具備的技巧和他部分的（存在）面向，他在這世還沒讓這部分顯化出來，還未浮出表面。他一直在抑制，他害怕，就像早先提到他最初來到地球的那個害怕情緒一樣。所以他需要釋放這個恐懼，並且去感受那一世他獲得獎勵的那刻，以那個感受取代別的感受。他意識到某些事的發生，他害怕這可能會讓他被注意，造成他被當成是外星人或異類的險惡情境發生。

朵：但這個情形現在可能不會發生了，不是嗎？

亞：是的，所以他現在可以放下這個恐懼。這跟他不讓他的能力浮出檯面有關。

朵：聽起來他本質上並不是地球人，對吧？

亞：經過偽裝了，沒錯。

朵：那他真的是來自其他地方了？（是的。）他只是偶爾來地球嗎？

亞：對。他兩種方式都來過——以出生在這裡和融合能量的方式。兩種。沒錯，他跟其他人很不一樣，他跟另一個家有連結。

朵：我瞭解的是，當一個人有很多地球人世時，他們會製造業力，而業力會讓他們一世又一世地回到地球。他們多少會被束縛在這裡，直到償還了業。

亞：這個模式對人類來說是適當的，但是他的命運並不被這些限制。他對人類的集體潛意識有貢獻。也就是說業力產生而又解除了，他不會被這些束縛。你瞭解嗎？

朵：要在地球生活卻不產生業力是很困難的。

亞：幾乎是不可能。

朵：但這是不同的情況，因為他不必一再回來這裡。

亞：沒錯。就像有個袖套把他罩住了一樣。因為他的服務和責任（指他是來提供服務，進行任務），因此他受到保護，不必償還業，不然還是會有業產生。

朵：所以他不會被困在地球。（沒錯。）

亞倫想知道為什麼他的婚姻會結束。我原先認為離婚會導致業力，但潛意識不同意。亞倫會離婚的部分原因是離婚提供了學習和協助的機會，「一個情緒不穩定的外層。」也可以讓他藉此體驗人類的情緒。此外，這也是一個策略，或者說是掩飾，讓他在外界看起來就跟一般人一樣。

亞：這些是他需要去經歷的課題，但他不會有業力，因為他周圍被放置了一層保護，可以讓他免於因塵世間的事所產生的業力。

我決定要問困擾亞倫大半生的疑問。

朵：亞倫說，在他小時候有過跟別的存在體在一起的印象。他們看起來很像蚱蜢。他不確定那是做夢還是真的經歷。你能告訴他答案嗎？

亞：是的，這是真實的經驗，這些存在體就是來自剛才我們提到的他的家鄉星球。他們在他小時候來看過他，為他在兒童期的受傷做好準備，以及一些將來會發生的事，這些事會讓他這一生容易一些。

朵：而他不必記得那麼多，只要記得他們像是夢裡的人或玩伴就好了？

亞：沒錯。他確實有得到指示和指導。他們一直都在幫助和指引他，只是他沒有察覺到他們。

朵：既然你提起他的受傷，為什麼他必須有這個體驗？目的是什麼？

亞倫在兒童時期曾經歷一次意外的創傷，我不透露是身體的哪部分受傷，因為要保護他的身分。這個意外造成他的外形輕微損傷和缺陷。我無法理解為何他們會認為這樣的經驗可以讓他之後的生活容易一些。

亞：我們認為身體上的缺陷／障礙對他會是最好的……你可以說是……很好的掩飾或保護，可以讓他在某些方面不會吸引太多的注意。這也構成他情緒面的偶爾不穩定，也因此讓他不那麼特別顯眼或突出。

朵：你是說有點殘障會讓他看起來比較一般，比較人類？

亞：是的，基本上比較像人類。這是業力的劇碼，這劇碼需要有人在他身邊，殘障正符合這劇碼的需要，這是他願意做的犧牲。我們努力讓事情都符合情況的設定。很重要的是，他不覺得孤單。我正在告訴他把焦點放在星星上，不要忘記他來自何方以及來此要做的事。會有很多不同的勢力想要阻止他，但如果他能保持專注，他將會成功並且非常快樂。

★　★　★

另一個個案的前世回溯也跟外星人互動有關。我們傾向於認為幽浮事件是發生於現代，但我曾有過一些個案在其他人世也目擊過幽浮並與它們互動。

有位男子回到某世，起初的場景都很世俗和無趣，就像百分之九十的前世回溯一樣。他在那世是一個單純的牧羊人，住在山谷裡的一間小屋，他唯一的同伴就是他照顧的羊群。他沒有家人也看不到任何人，除非走到鄰近的城鎮才有人煙。他很不快樂，很渴望有人陪伴。

在他孤單的生活裡也有著恐懼，因為他偶爾會看到巨大的光越過山峰，並盤旋在他的小屋和羊群所在的牧場上方。每當這個情形發生，他會躲在屋子裡直到光消失。這是他意識的記憶。事實上，這光其實是太空船降落在他的屋子附近。他會清醒著走出去跟太空船裡的人交談。他會懇求他們帶他走，他想要「回家」。他們告訴他時機未到。他是志願參與這項實驗，所以他必須待在這裡直到實驗完成。他被告知有很多人志願來到這裡，以人類的形態在各種不同的環境下生活，為的是要看他們如何適應地球的人生。其中有些人過著不同的生活型態，而他是要來過孤獨隱居和寂寞的一生，看他會如何處理。當太空船飛離後，他會站在牧草地上哭泣，乞求他們回來帶他走，因為他無法忍受這樣的生活。之後他會回到小屋裡睡覺，早上醒來後完全不記得昨晚發生的事。

這個案例非常類似我調查過的現代幽浮事件。個案所記得的內容和實際發生的情形往往非常不同。意識所記得的帶有恐懼的記憶，通常是無害且良性的經驗。人類對於無法瞭解的事總是感到恐懼。當知道事實後就比較容易應對，因為事實並沒有他們想像得那麼糟。

這個牧羊人一直到快要老死才擺脫他在山谷的寂寞一生。有一晚太空船回來了，他走出屋外，開心地與太空船裡的人打招呼，然後走進太空船，踏上回家的旅程。

就如許多這種前世有合約，或是同意要在地球生活以及學習當地球人的人世一樣，這個牧羊人的一生並不刺激也不戲劇性。也許對外星靈魂來說，單調乏味和簡單的生活比暴力或戲劇化的人生更能有所學習。很明顯的，這樣的生活不會產生業力，因為他並沒有與其他人互動。

就如同亞倫所說，在地球上生活很難逃脫業力。當靈魂造了業，就會被困住並回來地球償還。亞倫表示在他的情形，有個保護性的套筒被放置在他身上，讓他能免除業力的影響。沒有這種保護裝置，是無法在人類中生活還能不被業力沾染和牽絆地回「家」。

芭比的錄音帶也提到一種保護裝置。她形容這種裝置像一片薄膜，讓她不會困在業裡。這個部分會在第二十八章有更多說明。芭比的催眠是緊接在亞倫之後進行，地點同樣是在尤里卡溫泉市。就彷彿「它們」想要讓我知道有兩個關閉了業力機制並避免困陷於地球的案例似的。

免責聲明

本書作者不提供醫療建議，也不指定使用任何技巧來醫治生理或心理問題。書內所有的醫療資訊，皆取材自朵洛莉絲・侃南對個案的個別諮商和催眠療程，非作爲任何類型的醫療診斷之用，也無意取代醫師的醫療建議或治療。因此，作者和出版者對於個人如何詮釋這些資訊或對書內資訊的使用並不負責。

書中這些催眠個案的身分與隱私已受到最大的保護。催眠進行的地點與事實相符，但書裡僅提及個案的名字，不透露姓氏，而名字也已經過更改。

宇宙花園　先驅意識10

迴旋宇宙2〔上〕——前世今生與志願者靈魂
The Convoluted Universe-Book Two

作者：Dolores Cannon
譯者：法藍西斯／郭思琪
出版：宇宙花園
通訊地址：北市安和路1段11號4樓
編輯：宇宙花園
網址：www.cosmicgarden.com.tw
e-mail：service@cosmicgarden.com.tw
總經銷：聯合發行股份有限公司　電話：(02)2917-8022
印刷：鴻霖印刷傳媒股份有限公司
排版：黃雅藍
初版一刷：2017年1月　二版一刷：2024年3月　定價：NT$ 420元
ISBN: 978-986-91965-4-3

國家圖書館出版品預行編目資料

迴旋宇宙2〔上〕——前世今生與志願者靈魂 / 朵
洛莉絲・侃南（Dolores Cannon）作；法藍西斯 /
郭思琪譯 -- 初版. -- 臺北市：宇宙花園, 2017.01
　面；　公分. --（先驅意識；10）
譯自：The Convoluted Universe—Book Two
ISBN：978-986-91965-4-3（平裝）
1. 輪迴　2. 催眠術

216.9　　　　　　　　　　　　　106000726